风险治理

Feng Xian Zhi Li

重大突发公共卫生事件的启示

李雪峰 著

人民日报出版社

北京

图书在版编目（CIP）数据

风险治理：重大突发公共卫生事件的启示 / 李雪峰著 . —北京：人民日报出版社，2022.1

ISBN 978-7-5115-6622-5

Ⅰ．①风… Ⅱ．①李… Ⅲ．①公共卫生 — 突发事件 — 风险管理 — 研究 — 中国Ⅳ．① R199.2

中国版本图书馆CIP数据核字（2021）第038039号

书　　名：风险治理：重大突发公共卫生事件的启示
　　　　　FENGXIAN ZHILI：ZHONGDA TUFA GONGGONG WEISHENG
　　　　　SHIJIAN DE QISHI

作　　者：李雪峰

出 版 人：刘华新
责任编辑：张炜煜　贾若莹
装帧设计：蒋宏工作室

出版发行 人民日报出版社
社　　址：北京金台西路2号
邮政编码：100733
发行热线：（010）65369527　65369846　65369509　65369512
邮购热线：（010）65369530　65363527
编辑热线：（010）65369514
网　　址：www.peopledailypress.com
经　　销：新华书店
印　　刷：三河市龙大印装有限公司
法律顾问：北京科宇律师事务所　010-83622312

开　　本：710mm×1000mm　1/16
字　　数：190千字
印　　张：17
版　　次：2022年3月第1版
印　　次：2022年3月第1次印刷

书　　号：ISBN 978-7-5115-6622-5
定　　价：58.00元

目　录

前　言

风险防范，国之大事也。

2020年，世界各国都体验到了惊心动魄的重大风险——新冠肺炎疫情的发作、发威，中国人民亲身经历了在党的领导下开展的波澜壮阔的疫情防控伟大斗争。的确，这个不平凡的年份给我们上了一堂生动的防范化解重大风险体验课。

本书以新冠肺炎疫情防控等重大突发公共卫生事件应对为实践基础，探讨防范化解重大风险之道。

一、逻辑起点——战略性预警

中国特色社会主义进入新时代，中国共产党和中国人民进入了决胜全面建成小康社会、夺取新时代中国特色社会主义伟大胜利、实现中华民族伟大复兴的中国梦的新时代。其间，党中央发出了战略性预警——着力防范化解重大风险。

"预警"信号明确且严肃。党的十八大以来，习近平同志反复告诫全党，中华民族伟大复兴，绝不是轻轻松松、敲锣打鼓就能实现的。全党必须准备付出更为艰巨、更为艰苦的努力。2018年1月，习近平同志在学习贯彻党的十九大精神专题研讨班开班式上列举了8个方面16种具体风险，其中极具预见性地提到"像非典那样的重大传染性疾病，也要时刻保持警惕、严密防范"。

"预警"信息是建立在深刻的形势研判基础之上的。2018年12月

18 日，习近平同志在庆祝改革开放 40 周年大会上的讲话中指出："未来必定会面临这样那样的风险挑战，甚至会遇到难以想象的惊涛骇浪。"2019 年 1 月 21 日，在省部级主要领导干部坚持底线思维着力防范化解重大风险专题研讨班开班式上，习近平同志就防范化解政治、意识形态、经济、科技、社会、外部环境、党的建设等领域重大风险作出深刻分析、提出明确要求。那次讲话之后，中美贸易摩擦愈演愈烈、华为公司等中资高科技企业受到赤裸裸的打压，以及"3·21"响水化工园区特别重大火灾爆炸等都证实了上述判断的科学性。

中央对于各级党政干部的行动要求十分明确。习近平同志强调要"深刻认识和准确把握外部环境的深刻变化和我国改革发展稳定面临的新情况新问题新挑战，坚持底线思维，增强忧患意识，提高防控能力"。"面对波谲云诡的国际形势、复杂敏感的周边环境、艰巨繁重的改革发展稳定任务，我们必须始终保持高度警惕，既要高度警惕'黑天鹅'事件，也要防范'灰犀牛'事件；既要有防范风险的先手，也要有应对和化解风险挑战的高招；既要打好防范和抵御风险的有准备之战，也要打好化险为夷、转危为机的战略主动战。"

中央对党政干部提高防范化解重大风险的能力也提出明确要求。2019 年 9 月 3 日，习近平同志在中央党校（国家行政学院）中青年干部培训班开班式上发表重要讲话强调："在前进道路上我们面临的风险考验只会越来越复杂，甚至会遇到难以想象的惊涛骇浪。""领导干部要经受严格的思想淬炼、政治历练、实践锻炼，在复杂严峻的斗争中经风雨、见世面、壮筋骨，真正锻造成为烈火真金。"

走过这几年，我们能够清晰地看到这些着眼于"有备无患"的政治要求的确非常必要、非常睿智。

二、重大风险——触目惊心的突发公共卫生事件

包括新冠肺炎疫情在内的重大突发公共卫生事件是本书的实践

基础。

20世纪70年代以来，几乎每年都有病毒、细菌等病原微生物引起的新发传染病，累计已达40余种。新发传染病刚出现时，人类对其特点和流行规律缺乏认识，不掌握或较少掌握防治方法，往往会出现快速传播，波及范围广，感染人数多，给人类健康造成严重危害，给经济社会发展造成极大损失。1976年发现的埃博拉病毒、1981年发现的艾滋病、2003年出现的SARS、2012年发现的MERS等都是如此。

2019年底，新冠肺炎疫情暴发。这种被称为COVID-19的病毒传染能力超乎人们的想象。截至2020年4月底，全球感染人数已超300万。疫情首先在中国暴发但得到了坚决有力有效的控制，而除中国以外全球疫情的发展则经历了超乎常人想象的历程。

国际疫情的大暴发是令人遗憾和心痛的。不仅广大发展中国家深受其害，许多经济科技水平不低、公共卫生基础不错的发达国家也纷纷"中招"，民众深陷疫情带来的困苦当中。与中国的坚决果断防控疫情相比，有关国家和政府的大意疏忽、民众对"自由"生活方式的坚持等因素也给新冠病毒的传播开辟了方便之门，其历程发人深省。

三、管控风险——风险治理框架

研究重大风险和重大突发事件的目的是更好地防范应对。

此次疫情对于全球风险治理、对于各个国家的风险治理都是一次大考。其经验教训是极其难得的学习素材。我们要以此为契机，反思总结历次重大公共卫生危机事件的经验教训，研究进一步做好防范化解重大风险工作的思路与方法。

为此，本书着眼于构建与新时代风险治理要求相适应的大国应急体系，以总体国家安全观为指导，以现代风险治理和应急管理理论方法为工具，以国际重大突发公共卫生事件防控经验教训为现实依据，提出防范化解重大风险的"风险治理"框架。所谓风险治理，就是以对重大风险及其治理的全面认识为基础，从战术性风险治理、战役性风险治理、战略性风险治理三个层级展开的全方位风险治理基本框架。

据此，全书分4篇13章讨论重大风险治理之道。

绪论篇：重大风险的现代性、危害性、超常性及与之相关的治理框架、指导思想、治理原则，共3章。

战术性风险治理篇：重大风险信息早期监控、重大风险预警响应、危机事件先期响应，共3章。

战役性风险治理篇：危机事件的指挥协调、抗灾行动、救助行动、公共沟通，共4章。

战略性风险治理篇：兼顾安全与发展、安全与改革、国内外安全，共3章。

各篇末设有与本篇相对应的风险治理领导力内容，专门探讨风险治理政治领导力的总体要求与具体策略。

第 一 篇

绪　　论

　　风险犹如"幽灵"。在潜在的风险（风险的本意）转化成现实的威胁，即成为突发事件、紧急事态、重大危机等之前，风险往往看不见、摸不着，但人们却可以感受到它的存在。进一步说，当某一风险成为现实的可能性高，其风险就高；当某一风险可能的危害性大，其风险就大。因而，风险是危险有害因素转化为现实威胁的可能性和危害性的综合作用结果。

　　风险危害有深有浅。习近平同志指出，"各种风险我们都要防控，但重点要防控那些可能迟滞或中断中华民族伟大复兴进程的全局性风险"。这些可能影响全局的重大风险具有特殊的现代性、危害性、超常性特征。本篇从剖析重大突发公共卫生事件入手，深入阐释这些重大风险的特征，进而阐述与这些风险特征直接相关的重大风险治理框架、指导思想、治理原则。

第 一 章

现代性

重大风险的总体特征与启示

战争、饥饿、自然灾害等风险自古有之。但是，当代重大风险与现代化进程密切相关。试想，如果没有福岛核电站的存在，2011 年发生的日本"3·11"地震怎能造成至今无法消除的环境风险？可以说，在相当程度上，现代化的文明成果、现代社会体系与现代认知偏误生成、培育、放大了风险。认识当代重大风险，首先要深入把握其现代性这一总体特征。防范化解重大风险也要从其现代性特征出发构建风险治理体系。

｜ 第一节 ｜

风险的挑战

现代化的发展一方面给人类带来了莫大的福利，另一方面也带来越来越多触目惊心的风险。风险给现代社会带来的总体挑战表现为以下几个方面。

一、世界上风险挑战日益增多

世界究竟是越来越安全，还是越来越不安全，这是争论不休的话题。辩证地看，世界在一些方面更安全了，如世界大战有70多年没有再发生，又如天花、麻疹等古老的传染病被人类消灭了。但世界在另外许多方面也更加不安全了，如全球气候变化引发极端天气、生态灾难增多；技术进步带来的新型技术风险日益增多；又如现代道路交通工具的增多使道路交通事故死亡人数居高不下。

在公共卫生领域，全球防范工作监测委员会的相关报道值得关注。如2019年，该委员会发表的《一个危机四伏的世界：全球突发卫生事件防范工作年度报告》特别关注了流行病和大流行病的生物风险。

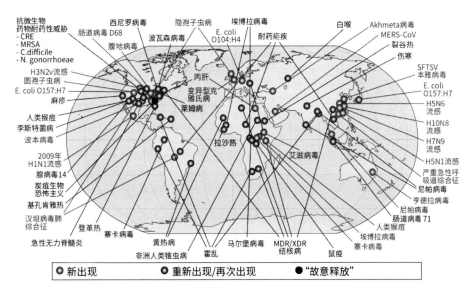

注：C.difficile：难辨梭状芽孢杆菌；CRE: 耐碳青霉烯类肠杆菌；E.coli: 大肠杆菌；MDR：耐多药[结核]；MERS-CoV：中东呼吸系统综合征状病毒；MRSA：耐甲氧西林金黄色葡萄球菌；N. gonorrhoeae：淋病奈瑟菌；SFTSV：严重发热伴血小板减少综合征病毒；XDR：广泛耐药[结核]。

图 1-1　过去 50 年全球范围内的部分病原体

资料来源：《一个危机四伏的世界：全球突发卫生事件防范工作年度报告》，第12页

该报告指出，在 2011 年至 2018 年之间，世界卫生组织在 172 个国家和地区追踪了 1483 次传染病事件。流感、严重急性呼吸系统综合征（SARS）、中东呼吸系统综合征（MERS）、埃博拉、寨卡病毒、鼠疫、黄热病等传染病，这类疾病会更加频繁地暴发并且越来越难以管理。这预示着影响大、传播快的传染病新时代的来临。

二、我国新型风险挑战不断

我国安全形势总体上是好的，但同时也面临波谲云诡的国际形势、复杂敏感的周边环境所带来的政治领域风险，面临生产规模扩大和技术进步带来的安全生产隐患，以及各种社会领域风险。当然，结果就是每年都会发生一系列现象级风险事件。

国家安全十大事件调查结果很能说明这个问题。过去几年，国际关系学院研究组发现，每年的国家安全十大事件中都有涉及经济社会领域风险事件。例如 2018 年有中美贸易摩擦、长春长生疫苗事件、加拿大拘留华为 CFO 孟晚舟、最高法院丢失要案卷宗等黑幕、基因编辑婴儿在中国诞生；2019 年有大量 P2P 平台"暴雷"引发投资者维权、高校学生群体成艾滋病重灾区、四川凉山森林火灾造成 27 名消防员和 3 名地方干部死亡、"3·21"响水化工厂爆炸。其中，卫生领域的疫苗事件、基因编辑婴儿事件、高校学生群体成艾滋病重灾区三项都十分令人震惊。

三、重大风险防控难度极大

各种重大风险往往因其破坏力强、不确定性大、处置力量不足等因素而难以防控。

2009 年暴发的甲型 H1N1 流感很能说明这个问题。当年 3 月 18 日，墨西哥首先发现甲型 H1N1 流感病例；4 月 15 日，美国发现第一例病例；之后疫情迅速蔓延，一个月即感染 1 万余人。到 2010 年 8 月

10 日世界卫生组织宣布大流感结束时，共造成全球约 1.85 万人死亡。这一事件中，墨西哥和美国因无法对国内疫情进行强有力的防控而造成疫情蔓延至全世界的教训十分惨痛。这一事件既有客观上风险防控难度的因素，也有一些国家努力不足，存在明显的防控决策不及时果断、防控措施不力的因素。

｜ 第二节 ｜

典型案例："钻石公主"号的困境

"钻石公主"号邮轮由美国嘉年华集团（Carnival Corporation & plc）旗下的邮轮公司公主邮轮（Princess Cruises）运营，是世界上最大的豪华邮轮之一。

1. 乘兴而出、扫兴而归

2020 年 1 月 20 日，"钻石公主"号从日本横滨出发，开始了计划为期 16 天的"初春东南亚大航海"旅行。按计划，邮轮将途经鹿儿岛、香港、岘港、会安、基隆、那霸。邮轮搭载来自世界各地 50 多个国家和地区的 2666 名乘客与 1045 名船员，总人数达 3711 人。乘客中，近一半为日本人，中国乘客有 311 人（内地 22 人、香港 260 人、澳门 5 人、台湾 24 人）。

日本厚生劳动省的资料显示，1 月 20 日已有两名乘客感染了新冠肺炎。但当时无人知晓。

1 月 25 日，"钻石公主"号上一名 80 岁的乘客在香港下船，随后出现发烧症状。1 月 30 日，老人因发烧就医；邮轮上开始采取防疫措施。2 月 1 日，老人确诊感染新冠肺炎；邮轮到达冲绳，但取消了所有岸上游览的行程。

2 月 3 日，邮轮提前返回横滨港。

2. "海上隔离"与检测

2月3日深夜，船长广播，日本医护人员将登船，为每位乘客测量体温。

2月4日，乘客和船员被要求留在船上接受隔离检疫。乘客要待在自己的房间里，三餐将送到房间。日本厚生劳动省在记者会上宣布，依据日本《检疫法》决定对该邮轮实行登船检疫。

2月5日，厚生劳动省宣布，邮轮自即日起在横滨港附近开始为期14天的"海上隔离"。

2月3—16日，厚生劳动省对船上人员陆续进行病毒检测。每天检测人数从6人（2月8日）至一二百人不等。到2月16日，共检测1219人，其中确诊感染者达355例（111人无症状），均被紧急送往当地医院治疗。

一开始优先检测的对象为患病者和"密切接触者"。到了2月13日，日本厚生劳动省公布新措施：新一轮检测将从80岁以上的高龄乘客等易感人群开始。检测结果为阴性的乘客，若居住在没有窗户或窗户无法打开的房间，或者患有基础疾病，可依本人意愿下船，转移到政府指定地点隔离至2月19日。

对于为什么不能迅速给邮轮上所有人进行快速检测，2月10日，日本厚生劳动省大臣加藤胜信表示，没有给船上所有人做核酸检测是由于存在"实施机制原因"，加上必须考虑到万一其他地区暴发疫情的应对处置；但他也强调，为防止感染扩散，正在考虑为所有乘船者做病毒检测，以及引入民间检测公司与学术机构来扩大检测能力。日本内阁官房长官菅义伟则承认："目前来看，检测所有人是有困难的。"日本多家媒体表示，当时每日公布的确诊病例都是来自被判断为有发热等症状的人及其"密切接触者"，这种筛查漏洞太多。

2月17日起，美、加、意、澳、韩、中国香港和中国台湾等未确诊旅客分别被接回。已染病者，仍留在日本医治。

一个月后的 3 月 15 日，日本厚生劳动省宣布："钻石公主"号邮轮总共有 712 人确诊，其中 6 人死亡。

3. 邮轮成了病毒的"温床"

日本政府除了对邮轮人员缓慢地开展检测外，也做了不少相关工作。例如，2 月 8 日，日本厚生劳动省带来一批药物储备、温度计、湿巾纸、橡胶手套、消毒液、洗手液等物资。2 月 9 日，安排向船上运送 600 余份各种药品（共计收到 1700 多份各种药品申请，只能根据紧急程度依次处理）和 7000 个防护口罩。

但是，这并不能阻止疫情的蔓延。拥挤、不透气的空间成为病毒传染的"温床"。例如，船上共有 1000 多名船员生活在甲板下的内舱室，4 人共用一间卫生间，所有人都聚集在食堂用餐。这些人大都来自印度、菲律宾、印度尼西亚、斯里兰卡、乌克兰等发展中国家。他们没有防护服，平时仅佩戴口罩和一次性手套。

2 月 18 日，日本神户大学医院感染内科感染症专家岩田健太郎登上邮轮后，发现邮轮在感染控制方面做得完全不够，甚至连基本的"绿区"（未被感染）和可能被病毒污染的"红区"都没有区分。他说："人们穿着 PPE（个人防护装备）到处走来走去，在同一个地方吃饭，甚至吃饭的时候还戴着防护手套。一些工作人员发烧了，他们去医疗中心时没有采取任何保护措施。医务官也没有保护好自己，她甚至很高兴地对我说，她已经确认自己感染了，所以她完全放弃了保护自己。"

4. 专家的建议与遭遇

在社交媒体的推动下，"钻石公主"号邮轮成为世界关注的热点。游客反映船上的环境越来越差，外界广泛质疑为何邮轮上疫情不断恶化。对于在隔离过程中"钻石公主"号邮轮上疫情恶化的现状，日本厚生劳动省也承认邮轮上的预防措施可能无法完全发挥作用。但日方认为日本政府很难确保有足够的陆地隔离场所供旅客入住。

将所有乘客困在船上的做法也被专业人士广泛质疑。哈佛大学流行病学家迈克尔·米娜称这种隔离是不人道的。加拿大多伦多大学流行病学教授大卫·费斯曼说，这相当于把一群人困在一个装有病毒的大容器里，这种"隔离"正在促进病毒的传播。美国疾病控制中心2月18日在进行评估后发表声明说，日本政府在防止游客与游客之间的病毒感染方面做得可能不足。

但是专家似乎并不受欢迎。例如，岩田健太郎教授花了数天时间与日本厚生劳动省的联络人联系，希望能够上船了解情况。到2月17日后者才打电话给他，告诉他可以进入邮轮做感染控制工作，但是随后他遭到了日本总务省的"其他权力"阻止，之后"又接到一个警官的电话说有人不喜欢我，所以你不能上邮轮"。最后，双方商议的结果是，岩田健太郎作为日本灾难医疗响应小组的普通成员登船，只能从事与灾难管理有关的"常规"医疗工作。岩田健太郎对这一限制并不满意，因为这并非他的专长。"然而没有其他办法，我只能接受。"他说。

上船之后，有着丰富传染病防控经验的岩田健太郎感到震惊。岩田健太郎表示，他原先以为肯定有一些专家被召集来负责船上的感染控制，令他没想到的是，没有人是专业的感染控制专家，只有卫生官员们在做完全外行的工作，违反了所有的感染控制原则。"我和厚生劳动省的首席官员交谈，他对我提出的保护船员和工作人员的建议非常不满。""我认为我的建议是合理的。我没有对任何人大喊大叫，我没有批评任何个人，我试图提出建设性建议，以保护船上的每一个人。"他说道。当天17时，检疫办公室的人要求岩田健太郎必须离开。"帮助我进来的官员说他很抱歉。然后我反问他，你想怎么做，你想船上的每一个人都被感染吗？"

岩田健太郎在社交媒体上呼吁："我只是希望借此机会提出一个问题：在过去两周，这艘邮轮内究竟发生了什么？""我希望国际机构要求日本作出改变。我希望每个人都呼吁保护'钻石公主'号上的人。否则，将会有更多的乘客感染。当在船上的人员回到陆地上时，会成为很大的感染源。"

5. 点评

"钻石公主"号邮轮是此次疫情中诸多邮轮、军舰（如有 1000 多名军人感染的美国罗斯福号）中的典型代表。其初期形势并非不可控，而后则一天一天地形成相对封闭空间内的大面积感染。其教训深刻，值得讨论的问题很多。

| 第三节 |

重大风险的现代性

疫情防控的实践让我们不得不深思，现代社会的结构、发展与文化的内在矛盾性对重大风险到底意味着什么？

风险社会理论给我们提供了重要线索。20 世纪下半叶以来，在西方国家，伴随着经济迅猛发展，各类人为风险增多，核泄漏及各种污染事件不断涌现，各种突发的社会问题波及全球各个领域。这些现象推动了风险社会理论的提出和发展。这类研究始自德国社会学家贝克，形成了众多的理论观点和不同的研究维度。目前，主要有技术与制度、系统与环境、文化与认识等研究维度或者流派。我们以相关的风险社会理论流派观点为线索，归纳出如下重大风险现代性的具体表现。

一、技术失灵：现代化成果孕育了重大风险

从技术与制度维度对现代社会风险及风险社会进行研究的主要代表人物是贝克和吉登斯。他们着重研究技术性风险、制度性风险和风险分布。他们认为，现代社会风险是现代性变异的一种结果，是 20 世纪以来高科技的突飞猛进以及各种制度建构内在所具有的自反性的体现。贝克认为，在现代社会，人类自身知识的增长和科学技术的迅猛

发展，给整个世界带来了强烈影响，导致自然与传统的终结，即"人化环境"和"社会化自然"形成。这也造成不明的和无法预料的风险成为现代社会的主宰力量，使人类社会充满了各种人为的风险。

按照上述思路，我们认为，现代化的重要成果之一体现在人工自然及其管理制度构成的"人造环境—科技手段—专业管理"复合体系，而这一复合体系本身就带来了巨大的现代风险。具体来说，全球化的交通通信基础设施、复杂的现代化城市、高超的高科技手段、分工细致的专业化管理等都带来了各种各样的重大风险隐患。换言之，是技术失灵导致风险。各类安全生产事故、高科技犯罪（如大规模网络攻击与非法的基因编辑婴儿）、科技管理偏差等都创造或助推了重大风险事件。此次疫情的传播，与全球化的迅猛发展、全球旅行的便利等不无关系，一些国家的防控技术管理体系缺陷也贻误了时机。可以说，是我们这个高度复杂的现代世界给疫情造就了发育环境。而"钻石公主"号邮轮则是现代物质世界进步造就巨大风险"容器"的"绝佳"例子。

在美国新冠肺炎疫情应对过程中，我们可以清楚地看到其疫情防控相关技术部门的僵化事实上极大地贻误了时机。

有效疫情防控的逻辑起点是加强病毒检测、及时发现病患。美国没有挡住疫情大暴发，病毒检测系统僵化、检测工作的失误难辞其咎。正如 2020 年 3 月 12 日美国国家过敏症和传染病研究所主任福奇在国会听证会上所表示的，在遇到新冠肺炎疫情这样的公共卫生紧急事件时，美国卫生系统尚不能保障民众所需。"必须承认，我们在检疫上失败了。"在听证会上，美国疾控中心（CDC）主任雷德菲尔德表示"美国 CDC 当前的每日测试能力仅为 300—350 个样本"。《纽约时报》则根据对 50 多名现任和前任公共卫生官员、政府官员、高级科学家和公司高管的采访发现，"在 1 月底至 3 月初期间，随着这种致命病毒凶猛地蔓延到美国各地，由于技术缺陷、监管障碍、官僚化作风以及多层次的领导不力，美国政府未能对可能已经感染的人进行大规模检测"。

按照过去应对各种传染病疫情的一贯做法，病毒检测权属于CDC，而CDC则在初期按部就班地开发了自己的试剂盒。于是，整个 2020 年 2 月检测能力严重不足。为了控制筛查人数，对筛查对象是严格控制的：患者必须曾经前往中国，或者明确接触过确诊患者，或者症状较重。这使得大量感染者被遗漏。2 月中旬，CDC 将一批核酸检测试剂盒发放到各州和地方卫生实验室，但后续因为试剂盒缺陷，又不得不回收替换大量试剂盒。这些都导致 2 月核酸检测一度停滞。在此期间，只有 5 个州的 CDC 实验室有资格进行检测，而疫情严重的华盛顿和纽约两州却不在其中。CDC 的试剂盒不靠谱、试剂盒数量有限等一系列问题，也受到媒体和社会的多方指责。

联邦检测能力不到位，一些地方便提出自行检测。例如，华盛顿州西雅图的一个流感研究组向 CDC 申请使用其研究实验室进行临床病毒检测。2 月 16 日，CDC 官员在电子邮件中回复道："如果要将你的测试用作筛查工具，你必须去问美国食品药品监督管理局（FDA）。"但是 FDA 无法立即同意，因为该实验室过去未被认证为临床实验室，而新的批准过程可能需要数月的时间。

2020 年 2 月 24 日，美国公共卫生实验室协会向 FDA 局长哈恩提出"非同寻常而罕见的要求"，要求他使用自由裁量权，允许州和各地方公共卫生实验室自行进行病毒检测。2 月 26 日，华盛顿州出现了首例死亡病例后，CDC 迫于压力，同意测试权力完全下放；FDA 表示欢迎各实验室提交自己的检测申请，以获得紧急授权。但实际上，地方实验室的检测权审批过程仍然烦琐。例如，西雅图华盛顿大学医学中心在申请检测权时得知，FDA 除了要求通过电子邮件提交材料外，还要求通过信件邮寄提交材料。3 月 2 日，FDA 终于顶不住来自各方的压力，进一步放宽了对全美国各个实验室病毒检测的许可，只要求各实验室写一份新的《同意书》即可。回过头来看，尽管美国 CDC、FDA 都是国际专业化治理的标杆，都以其专业主义著称，可是在非常时期过于注重专业规范就成了官僚主义。正如《纽约时报》指出的：
"在疫情暴发初期的相对容易控制阶段，美国联邦政府屡屡错失进行更
大范围测试的机会，使危机在不知不觉中急剧恶化，全国各地的地方
官员却只能盲目应对。"实践证明，到3月初之前，将检测权限上收到
CDC而不是下放到地方医院和有条件的实验室，的确极大地贻误了
时机。

二、制度失灵：现代社会系统催化了重大风险

从社会系统角度研究风险的风险系统理论认为，现代社会本身就
是一个充满风险的社会。现代化的发展促使社会系统不断分化，这种
分化将使社会充满复杂性和偶然性，因此，风险也从这种复杂性和偶
然性的社会结构中衍生出来。风险社会的制度学派则认为，人类为控
制风险的不确定性而作出的各种决定又会导致新风险的产生。

综合这些观点可以认为，复杂的现代社会组织制度体系以及组织
管理者的行为都对重大风险起到了催化作用。换句话说，是制度失灵
催化了风险的泛滥。一方面，社会领域的重大风险往往来自社会体系
中的内在矛盾或者人为的推波助澜。例如，法国巴黎黄马甲事件中有
复杂的经济、社会矛盾在起作用。另一方面，许多重大风险的演化也
有由制度决定的治理行为不当所诱发的因素。日本卫生部门对"钻石
公主"号处置引发的争议、美国联邦政府在这次新冠肺炎疫情应对中
发挥的不当作用都属于后者。

美国的政治制度一言难尽。例如，作为联邦制国家，州政府可以
发挥较大作用，似乎可以减轻中央政府的管理负担；又如，作为一个
立国240多年的发达国家，各方面制度相对成熟稳定，各级政府及其
专业部门能够比较规范地应对突发事件。但是，美国的选举制度却也
选出了无法有效应对新冠肺炎疫情的领导人。正如世界卫生组织总干
事谭德塞所指出的，政治承诺是各国应对疫情的关键。可惜以总统特

朗普为首的美国联邦政府的政治领导力却发挥得远远不够好，客观上延误了疫情防控，也遭到社会舆论的广泛批评。可以说，美国联邦政府藐视专业意见、政治斗争考量误导抗疫方向。

可以看到，美国领导人的错误认知与行动，严重影响了抗疫大局。到 3 月 9 日，美国总统还将新冠肺炎与流感相提并论，表示其严重性远没有普通流感可怕，甚至还对媒体声称新冠肺炎相关的担忧是个"骗局"，说仅凭他的个人"预感"，这种疾病的死亡率大大低于公共卫生官员的预期。美国总统的说法，还包括新冠病毒不会在美国全国流行、会随着气温升高而消失等。哈佛大学全球健康研究所所长阿希什·贾表示，这着实"非常帮倒忙"。美国《国家评论》杂志抨击道：他"一直拒绝将疫情作为优先事项处理，他拒绝会议通报，淡化问题并浪费了宝贵的时间。他没有适当地授权下属，也拒绝信任他们提供的信息，而自己却经常向他人提供从有线电视节目里听来的从未经过证实的结论和数据"。3 月 29 日，美国众议院议长接受 CNN 采访，在采访中她指责美国总统在应对疫情方面的拖延和否认疫情已经对美国人造成了"致命"的后果。

也可以看到，美国政府错误的做法比比皆是。例如，由于严格的社区管控可能会影响经济运行，美国联邦政府一直拒绝考虑。在美国国内，随着新冠肺炎疫情在全美暴发并快速蔓延，对联邦政府应对不力的不满与抨击言论越来越多。在对外关系方面，美国政府相当一段时间内专注于防范"外来病毒"，先后对中国、伊朗、欧盟等下达旅行禁令，对于国际合作则漫不经心。可以说，不仅是对经济稳定的片面的追求害了美国人民，"美国优先"的单边主义思维也令美国找错了重点，使其国际影响力大打折扣，更为国际疫情防控减了分。

三、认知失灵：现代认识偏误促成了重大风险

道格拉斯、拉什等学者主张从文化的角度研究现代风险问题。他

们关注现代风险如何在特定的风险文化背景下被建构出来，突出强调在风险形成、评估等过程中的价值判断、道德信念等所起的重要作用。

借鉴这一思路，可以认为人对现代风险缺乏清晰、正确的认识也会成为风险系统本身的一部分。换言之，现代社会中的人对风险认识偏差以及由这种认识导致的行为偏差会制造风险、放大风险。在各种冠状病毒感染事件中，人们无所畏惧地接近野生动物、消费野生动物的行为很可能起到了促成病毒向人类转移的作用。在一些发达国家，此次疫情中人们无所顾忌地娱乐、聚集、狂欢都成为风险及其放大的源头。

具体而言，此次疫情在美国的社区传播，的确是自由主义、个人主义文化为疫情魔鬼开道的典型事例。

美国最早封闭了来自国外疫区人员的入境（美国公民回美国需隔离两周），但是社会面疫情防控一直是一个软肋。刚开始，美国社会对于新冠肺炎疫情进行了广泛的宣传，强调手部卫生，但不强调佩戴口罩；强调患病后及时就诊，但轻症患者主要在家自我隔离，还不断重申该病对年轻人和健康人的危害性较小。这里有初期对疫情认识不足的因素（认为对于美国来说更像是一场"严重的流感"），也有对其他国家疫情防控经验借鉴的因素，还有最大限度地避免社会过度反应，以及避免轻症患者跟重症患者争夺医院床位的考量。

但是毋庸讳言，上述松散措施也有美国人崇尚自由主义、个人主义的文化基因在起作用。反映在新闻界，一些媒体刻意把必要的物理隔离和流行病追踪视为违反人权，把居民主动接受隔离视为顺从文化产物，妖魔化和羞辱戴口罩的人，而把疫情威胁下的高危公众聚集美化为对自由生活方式的坚持。

在社区防控方面，美国实际上采取了极其松散的防控方式。在全美的商场、街道、公共交通场所，人们大都不戴口罩。除了国家不强调戴口罩，习惯上美国人也认为只有病人才戴口罩。在限制人员流动上，美国联邦政府没有提出明确的防控措施，只是建议 60 岁以上的老年人和有其他身体疾病的人待在家里，不要去人多的地方，不参加聚会或者去电影院、博物馆等。这些举措不是强行限制行动自由，而是靠个人的自觉性。即便是采取隔离措施的社区，也主要是不准进出（如纽约州的威彻斯特），但在社区里互动性仍比较大，内部商店和交通仍然照常。

在个人管理层面，美国更难以采取精准的防控策略。美国人宁愿承担疫病风险，也不愿意让渡自己的"隐私权"。因此，美国对所有的确诊患者都没有公布其生活轨迹，包括居住社区、工作场所等，而仅仅公布了就诊医院。

不幸的是，新冠病毒的高传染性决定了只有进行最严格的社区防控才能奏效，而上述这些措施无法有效地协助阻断社区传播。3 月 23 日，英国《金融时报》报道，帝国理工学院研究人员得出结论称，尽管面临严峻挑战，不论经济和社会生活代价多高，也要采取遏制疫情的"压制"策略，这是目前"唯一可行的策略"。事实上，3 月初，美国大量公司开始建议员工在家远程办公，多个州的各级学校宣布延长春假、关闭学生宿舍，主要体育联赛纷纷宣布停赛，音乐会、公开演讲、马拉松等大型活动取消，迪士尼乐园熄灯关门。"压制"策略开始逐步被接受。

但是，捍卫"自由"的声音依然不小。例如，3 月底，美国终极格斗冠军赛（UFC）总裁怀特就忍不住抱怨让大家留在家中的防疫建议"太过"了。他批评了他眼里那些"逃避"新冠肺炎的美国人，提出"心脏病、车祸……人总会因为某种原因而死"，"如果我将要感染新型冠状病毒，那就随它去吧"。他宣布 4 月的终极格斗冠军赛 249 赛事将如期举行。这正是很多美国人的内心写照。

| 第四节 |

治理体系：三层风险治理

风险治理体系的效能决定治理的效果。我国在重大风险防控方面已经形成了一整套有效的治理体系框架。以公共卫生安全为例，2003年以来，我国成功应对非典、H1N1、H7N9、鼠疫、中东呼吸综合征、寨卡病毒病、黄热病等突发急性传染病疫情，维护了社会稳定；统筹国内国际两条战线，实现埃博拉出血热疫情国内防控工作"严防控、零输入"和援非抗疫工作"打胜仗、零感染"双重胜利，得到世界卫生组织和国际社会的广泛肯定。此次新冠肺炎疫情发生后，在以习近平同志为核心的党中央坚强领导下，防控工作取得决定性成效，既充分体现了中国特色社会主义制度的显著优势，也反映出包括卫生应急体系在内的我国重大风险治理体系的建设成效。诚然，疫情防控过程也暴露出我国在风险防控体系中的短板与弱项。展望未来，我们必须坚持我国重大风险治理体系的显著优势，以总体国家安全观为引领做好安全风险治理各项工作。

为此，我们提出三层风险治理的框架思路。所谓三层风险治理就是以总体国家安全观为指导，以对重大风险及其治理的科学认识为基础，从战术、战役、战略三个层面展开的风险治理框架。这三层风险治理也是从微观、中观、宏观三个层级开展的风险治理行动。

一、战术性风险治理

战术性风险治理是在微观层面开展的全周期风险防范化解工作。包括风险信息监测、风险预警响应、危机事件的全过程专业化处置工作。

风险信息监测是指在社会常态运行过程中努力获取、捕捉风险信息。

风险预警响应是指在风险可能演化为危机之前采取有效措施、加以有效预控。

危机事件先期响应是指在危机事件爆发早期进行有重点的针对性应对工作。

危机事件后续处置是指在危机事件的发展、演化、消退全过程中开展专业化应对。

二、战役性风险治理

战役性风险治理是指当风险事件演变成为一场重大突发事件与危机后，要开展的全方位事件应对工作。这些工作主要包括指挥协调、抗灾行动、救助行动和公共沟通四个方面，目的是化解危机。

指挥协调是指对危机事件应对活动和资源进行总体指挥部署与协调调度。

抗灾行动是指对危险源进行强有力的控制，努力把损失降到最低。

救助行动是指对受到风险威胁的社会公众提供生存与生活保障的人道行动。

公共沟通是指向社会提供及时有用的风险与防控的信息，对舆论场进行有效的引导与管控。

三、战略性风险治理

战略性风险治理是指着眼于国家发展大局，从宏观全局和长远未来的角度开展风险防控与安全能力提升工作。换句话说，战略性风险治理是以全方位的总体布局来防控现代风险。战略性风险治理涉及风险治理的三大空间维度。

一是兼顾安全与发展。在风险丛生的现实环境中，抓好应急经济治理。

二是兼顾安全与改革。在已有风险治理的大框架下，进一步完善风险治理与应急管理体系与能力。

三是兼顾国内外安全。在一个相互联系的世界中，要着眼于推动构建人类命运共同体，切实推动国际公共安全治理。

第 二 章

危害性
重大风险的价值特征与启示

　　广义的价值泛指客体对于主体表现出的积极意义和有用性。风险给人类带来的价值是特殊的，是负值，是负面的作用。风险之所以成为风险，因其给人类带来负面价值，即对人、对社会、对人赖以生存的环境可能造成或造成危害。重大风险及其演变成的重大危机事件之所以"重大"，是因为其给人类带来更深刻、更多样、更大量的负面价值。为此，全面认识重大风险的危害性，有助于深化、细化防范化解重大风险指导思想，有助于进一步明确面对重大风险应有的价值取向与价值选择。

│ 第一节 │

风险的挑战

　　重大风险的危害性与其可能演变成为重大风险事件相关。重大风险事件，也可以称为危机、重大突发公共事件或非常规突发事件，是由潜在的重大风险转化而成的现实负面事件。其危害的成因有客观和主观两方面。就客观因素而言，危害可能来自大自然的破坏力释放（如地震等自然灾害），也可能来自既有的技术和制度的综合作用（技术失灵与制度失灵的作用）。就主观因素而言，危害则可能来自人的不当认识与行为，来自对风险的"认知失灵"，例如，人住在不安全的地方被滑坡泥石流等自然灾害所害，劳动者在生产活动中采取了不安全行为，或者管理者采取了不恰当的风险管理策略。

重大风险事件对人类及其生存环境的负面价值是多方面的。归纳起来，主要涵盖人身危害、政治危害、经济危害、文化危害、社会危害、空间危害等六大领域。

一、危害人身安全

人身安全危害是指危机事件对人的生命和身心健康安全的危害。其中，最受瞩目的是对直接受危机事件影响的人群尤其脆弱人群的生命危害。例如，2004 年印度洋大海啸对人类生命的威胁就触目惊心。雅加达时间 2004 年 12 月 26 日 0 时 58 分 55 秒，印度洋海域发生震级达 9.3 级的特大地震，震中位于印度尼西亚苏门答腊岛以北的海底。地震引发的海啸席卷了印度洋沿岸地区，波及范围远至波斯湾的阿曼、非洲东岸索马里、毛里求斯等国。地震及震后海啸对东南亚及南亚地区造成巨大生命损失，总共超过 292 万人罹难，其中 1/3 是儿童。

二、危害政治安全

广义的政治领域安全有政权安全、主权安全、领土安全等。在我国，政治安全危害的要害是对中国特色社会主义的理论、道路、制度、政权等带来的危害。我国政治安全风险挑战巨大，"国内外各种敌对势力，总是企图让我们党改旗易帜、改名换姓，其要害就是企图让我们丢掉对马克思主义的信仰，丢掉对社会主义、共产主义的信念。""冷战结束以来，在西方价值观念鼓捣下，一些国家被折腾得不成样子了，有的四分五裂，有的战火纷飞，有的整天乱哄哄的。伊拉克、叙利亚、利比亚这些国家就是典型！如果我们用西方资本主义价值体系来剪裁我们的实践，用西方资本主义评价体系来衡量我国发展，符合西方标准就行，不符合西方标准就是落后的陈旧的，就要批判、攻击，那后果不堪设想！"

三、危害经济安全

在宏观层面，广义的经济安全包括产业安全、金融安全、粮食安全、资源安全、科技安全等。经济安全危害是各种可能影响我国经济发展的风险带来的危害。我国正处于跨越"中等收入陷阱"并向高收入国家迈进的历史阶段，各种经济社会矛盾和风险比从低收入国家迈向中等收入国家时更多、更复杂。就自身经济运行而言，我国面临的突出矛盾和问题是重大结构性失衡，包括实体经济结构性供需失衡、金融和实体经济失衡、房地产和实体经济失衡。就经济的科技支撑而言，我国科技创新基础还不牢，自主创新特别是原创力还不强，关键领域核心技术受制于人的格局没有从根本上改变。就涉外经济安全而言，国际金融危机、国际贸易战和贸易保护主义、"一带一路"建设项目安全风险、国际产业链安全风险等方面问题挑战极大。

在微观层面，经济危害是指对个人财产和企业经济利益、行业经济、地方基础设施的直接损害，以及对地方经济发展造成威胁的情况。例如，重大自然灾害会造成极大的局部经济损失。就汶川地震而言，截至 2008 年 9 月 4 日，共造成直接经济损失 8452 亿元人民币。在财产损失中，房屋的损失很大，民房和城市居民住房的损失占总损失的27.4%。包括学校、医院和其他非住宅用房的损失占总损失的20.4%。另外，还有基础设施，道路、桥梁和其他城市基础设施的损失，占总损失的21.9%。在公共卫生领域，瘟疫流行除了造成生命损失，还会给

社会经济造成重创。2003 年 SARS 流行，造成世界生产损失超过 400
亿美元；2009 年 H1N1 流感造成 450 亿—550 亿美元的损失；2014—
2016 年西非埃博拉疫情对经济和社会造成的损失达 530 亿美元。

四、危害文化安全

文化安全危害是指对一国观念形态的文化造成的威胁与损害。在
我国，危害文化安全主要表现为危害中国特色社会主义文化发展、危
害中华民族文化存续等方面。在国内，一些错误思潮和观点不时出现：
有的人以"反思改革"为名否定改革开放；有的人借口现实中存在的
问题攻击我们党的领导和我国社会主义制度；有的人极力歪曲、丑化、
否定我们的党、我们的国家、我们的军队和我国革命、建设、改革的
伟大实践；有的人大肆宣扬西方的价值观；有的人恶意编造、肆意传
播政治谣言。国际上，西方敌对势力一直把我国发展壮大视为对西方
价值观和制度模式的威胁，一刻也没有停止对我国进行意识形态渗透，
千方百计利用一些热点难点问题进行炒作，企图把人心搞乱。

五、危害社会安全

危害社会安全的风险包括社会生活领域的方方面面。我国进入社
会矛盾多发期，各种人民内部矛盾和社会矛盾较多，而我们的社会管
理工作在很多方面还跟不上。在社会安全领域仍有不少突出问题，非
法集资、信息泄露、网络诈骗等案件相当猖獗，违法犯罪手段日趋信
息化、动态化、智能化，以报复社会、制造影响为目的的个人极端暴
力事件时有发生，严重暴力犯罪屡打不绝。就业、教育、社会保障、
医药卫生、食品安全等方面的风险和挑战也不少。

六、危害空间安全

对空间安全的危害包括对生态环境、深海、极地、太空等领域的

风险挑战。由于人民群众对清新空气、干净饮水、安全食品、优美环境的要求越来越强烈，与人民群众生活息息相关的生态环境危害最受关注。我国资源约束趋紧、环境污染严重、生态系统退化等问题十分严峻。例如，火灾、病虫害和过度发展经济会毁坏森林和草原，使生态环境恶化；干旱、风灾会加速土地沙化；爆炸、化学品泄漏污染事故会直接损害人居环境等。此外，随着全球化的发展，生物安全问题也日益突出。

第二节

典型案例：瘟疫给世界带来毁灭性灾难

1. 古罗马的鼠疫

在古罗马，鼠疫造成了查士丁尼和他的几位继位者时代的人口大量减少，一直持续了半个多世纪。据历史学者吉本记述，在古罗马首都君士坦丁堡，3 个月的时间内每天都要死去 5000 人，后来更增加到每天死亡 1 万人；帝国东部的许多城市彻底荒芜，意大利许多地区的庄稼和葡萄全都烂在地里。这次鼠疫为伦巴底人入侵意大利铺平了道路。

2. 中世纪的黑死病

进入中世纪（476—1453 年），14 世纪中叶的黑死病夺走了占欧洲总人口 1/3 到 1/2 的人的生命，成为人类历史上一次空前的大灾难。黑死病最初发生在南俄罗斯或中亚，经过克里米亚或通过商船传到意大利和西欧，并经亚美尼亚传到小亚细亚、埃及和北非，1348 年传到英国。据估计，整个欧洲死亡总人数达 2500 万人。欧洲的社会生产几乎陷入瘫痪。

3. 16 世纪的天花与麻疹

16 世纪，欧洲人侵入美洲，印加帝国在三次天花与麻疹的大暴发中被毁灭。有研究称，安第斯山脉的原住民的人口，在殖民时期有三次下降。第一次暴发的是天花，导致 30%—50% 的人病死。第二次暴发的是麻疹，又导致 25%—30% 的人病死。第三次，天花和麻疹一起暴发，导致 30%—60% 的人病死。在三次疾病暴发中病死的人，占原有人口的 93%。

4. 19 世纪的霍乱

19 世纪发生了六次世界性霍乱大流行。在 1817 年以前，霍乱只是印度的地方性疾病。在印度本土，19 世纪最初的 20 年间有 700 万人死于霍乱。1817—1822 年的霍乱第一次世界大流行迅速蔓延到日本和欧洲，受难者多为穷人；1826—1837 年的第二次大流行不仅祸及亚洲、非洲，还扩散到了欧洲及南北美洲；之后的四次霍乱大流行分别为 1840—1860 年、1863—1879 年、1881—1896 年、1899—1923 年。这些大流行所折射出的背景是工业革命所带来的蒸汽机车、蒸汽船等交通工具的飞速发展，以及以印度殖民地化为代表的世界各地经济、政治相互联系的不断深化。

5. 20 世纪初的大流感

暴发于 1918—1920 年的大流感大体分为三波：第一波发生于 1918 年春季，基本上只是普通的流行性感冒；第二波发生于 1918 年秋季，是死亡率最高的一波；第三波发生于 1919 年冬季至 1920 年春季，死亡率介于第一波和第二波之间。那次流感使美国几个月就有 50 万人死亡；印度半年就有 700 万人因患流感而死亡。全世界流感患者估计有 7 亿人，死亡者达 2000 万。还有学者认为，那次流感造成当时世界人口约 1/4（5 亿）的人感染，1700 万至 5000 万甚至可能高达 1 亿人死亡。可以说，那次大流感是人类历史上最致命的大流行病之一，致命性与黑死病相当。

6. 点评

瘟疫自古即有。历史上这些特大瘟疫给人类带来的损失可谓惨痛至极、不堪回首。这些事例对于今天的人类依然是极大的警示。

| 第三节 |

重大风险的危害性

重大风险事件的危害性是指由于各种主客观原因所引起的，在其发生、发展、演化过程中所造成的各种巨大的价值损失，主要表现在致命性、综合性和巨量性三个方面。

一、风险危害的致命性

有的危害可以用具体的价值量来衡量，如对资源的损害；有的危害所损害的对象是无价的，是个人或社会无法承受的。这些无价的与无法承受的损失体现了风险的致命性。

致命性表现在对大量人员生命的威胁。失去生命的危害相对于人的情感与需求来说是无限大的。这即是说，重大风险对人民生命安全的威胁关乎核心价值，是常人无法接受的。中国政府对此有十分清晰的认识，正如习近平同志反复强调的："人命关天，发展决不能以牺牲人的生命为代价。这必须作为一条不可逾越的红线。"

致命性还表现在对政治安全的威胁。重大政治安全事件可能使社会有机体"伤筋动骨"，给国家发展造成的损害既是战略全局性的，也是不能承受的。国家安全以政治安全为根本，那些危害国家政治、领土、主权安全的政治性危害关乎整体国家安全，其危害是战略全局性危害，是一个国家绝对无法容忍的。正因为如此，习近平同志反复告诫，"既不走封闭僵化的老路，也不走改旗易帜的邪路"，"重点要防控那些可能迟滞或中断中华民族伟大复兴进程的全局性风险"。

二、风险危害的综合性

各种危害往往指向人身危害、政治危害、经济危害、文化危害、社会危害、空间危害等多个方面。各种风险危害相互关联，表现为综合性危害。如果防控得当，重大风险没有演变成为危机事件，其危害可能就是潜在的，或者是短期的、局部的战术性风险。但是某些不以人的意志为转移的风险事件，其危害就表现为长期性、系统性的战略危害。

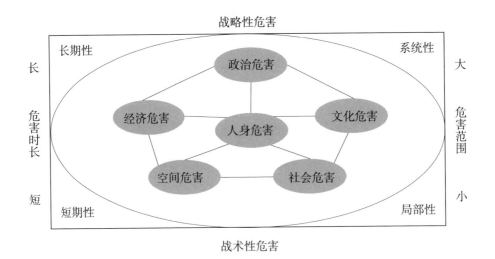

图 2-1 重大风险的危害

系统性危害是影响经济社会多层面的危害。例如，金融系统性风险与经济衰退风险危害就是影响整个经济社会发展的系统性危害。又如，全球气候变暖与极端天气的风险是全球性的，可能带来不可逆转的广域生态灾难。再如，国际互联网领域发展不平衡、规则不健全、秩序不合理等问题日益凸显，世界范围内侵害个人隐私、侵犯知识产权、网络犯罪等时有发生，网络监听、网络攻击、网络恐怖主义活动等成为全球公害，网络信息安全风险也容易酿成危害国家安全、经济运行、社会稳定的系统性风险。此次新型冠状病毒感染的肺炎疫情造成的危害也是明显的系统性危害。

长期性危害是危害作用时间长或受损的社会系统难以在短时间内恢复的风险事件危害。与一般突发事件可以在短时间内弥补的单纯经济损失相比，像美国"9·11"事件等造成的负面影响就具有长期性，一些重大自然灾害和事故灾难对环境造成的损害也需要较长的自然恢复期。

三、风险危害的巨量性

重特大突发事件带来的危害量值往往特别大。世界历史上的重大瘟疫给人类造成的巨大生命危害触目惊心。21 世纪以来，在多方面造成极大危害的事件仍时有发生。例如，自然灾害方面，特大地震灾害，有"5·12"汶川大地震等；特大地质灾害，有"8·8"甘肃舟曲特大山洪泥石流灾害等；特大海啸，有 2014 年东南亚海啸、"3·11"日本大地震引发的海啸等；特大风灾，有造成重大灾难的 2005 年美国卡特里娜飓风等。人为事故方面，有"8·12"天津港瑞海公司特大火灾爆炸事故、"3·21"江苏响水特大火灾爆炸等特别重大事故。公共卫生事件方面，有 2003 年 SARS、2009 年 H1N1、2014 年埃博拉病毒等重大事件。社会安全事件方面，有 2001 年美国"9·11"事件等特别重大事件。这些事件都给经济社会发展造成巨大的损害量值。比如，2008 年汶川 8.0 级大地震造成 69227 人遇难，374643 人受伤，17923 人失踪。而此次新型冠状病毒感染的肺炎疫情则造成上百万人死亡，成为全球性的巨大灾难。

指导思想：重大风险治理的价值选择

重大风险往往造成多方面损害，重大风险治理的任务就是减少损害，即通过降低其负面价值这一特殊的"价值创造"活动为人类服务。在这一过程中，我们需要作出关于"什么更重要"的价值选择。总体国家安全观关于"以人民安全为宗旨、以政治安全为根本"的国家安全治理指导思想的表述就鲜明地体现了中国共产党人对重大风险治理的价值选择。

根据总体国家安全观，着眼于降低重大风险的危害性，我们应当作出如下价值选择，并以这些价值选择为指导，切实有力有效开展防范化解重大风险的行动，"对冲"重大风险的负面价值。

一、把居安思危作为坚持实事求是的必然要求

从风险的范围看，我们所面对的风险较以往更多了，而不是更少了。从世界风险形势看，当今世界正面临百年未有之大变局，政治多极化、经济全球化、文化多样化和社会信息化潮流不可逆转，各国间的联系和依存度日益加深，也使得重大传染性疾病、恐怖主义、难民危机、气候变化等非传统安全威胁持续蔓延。从我国风险形势看，"我国面临对外维护国家主权、安全、发展利益，对内维护政治安全和社会稳定的双重压力，各种可以预见和难以预见的风险因素明显增多"。

从风险的挑战看，我们所面对的风险挑战更大了，而不是更小了。2015 年，习近平同志就极富远见地指出："今后五年，可能是我国发展面临的各方面风险不断积累甚至集中显露的时期。我们面临的重大风险，既包括国内的经济、政治、意识形态、社会风险以及来自自然界的风险，也包括国际经济、政治、军事风险等。如果发生重大风险又

扛不住，国家安全就可能面临重大威胁，全面建成小康社会进程就可能被迫中断。"

因此，今天坚持居安思危不仅仅是一种表面的态度，而是坚持实事求是思想路线的必然结果和必然要求。"增强忧患意识，做到居安思危，是我们党治国理政的一个重大原则"这句话体现了客观理性原则，是不坚持就要吃亏、就要跌跟头的重大原则。

做到居安思危就要在安稳、安全常态下也要正视危、重视危、思考危、研究危，并因此获得对危的深刻认识。党中央提出"着力防范化解重大风险"这一命题，就是建立在对我国国家安全所面对的严峻形势判断基础上的。只有充分认识到风险形势，才能保持清醒头脑、强化底线思维，也才有助于防范化解重大安全风险。

二、把风险防范作为践行初心使命的核心内容

国泰民安是人民群众最基本、最普遍的愿望。面对重大风险危害的致命性，防范化解重大风险工作就要"以人民安全为宗旨"。当"中国特色社会主义进入新时代，我国社会主要矛盾已经转化为人民日益增长的美好生活需要和不平衡不充分的发展之间的矛盾"时，人民对安全的需求显著增加。我们要"自觉把维护公共安全放在维护最广大人民根本利益中来认识"。防范化解重大风险就是为了使人民群众的"安全感更加充实、更有保障、更可持续"。

实现中华民族伟大复兴关键靠发展。推动创新发展、协调发展、绿色发展、开放发展、共享发展，前提都是国家安全、社会稳定。没有安全和稳定，一切都无从谈起。因此，防范化解重大风险工作涉及对内维护社会稳定、对外维护和平与发展的战略环境，其根本使命就是为实现中华民族伟大复兴的中国梦提供有力安全保障。

三、把风险治理现代化作为治理现代化的重要目标

国家治理既包括常态下的治理，也包括非常态下的治理。风险治理现代化必须成为国家治理体系和治理能力现代化的重要目标。

要创建综合统筹的重大风险治理体系。面对风险危害的综合性，防范化解重大风险，既要重视传统安全风险，又要重视非传统安全风险，构建融防范人身安全风险、政治领域风险、经济领域风险、文化领域风险、社会领域风险、空间领域风险为一体的防范化解重大风险治理体系。

要提升重大风险治理能力。为对冲风险的危害能量，第一，必须提升整个管理系统的安全风险治理能力。正如 2018 年 1 月 5 日，习近平同志在学习贯彻党的十九大精神研讨班开班式上的讲话中提出的："我们既要有防范风险的先手，也要有应对和化解风险挑战的高招；既要打好防范和抵御风险的有准备之战，也要打好化险为夷、转危为机的战略主动战。"第二，要提升全社会的防范化解重大风险能力。坚持安全事业依靠人民，动员全党全社会共同努力，汇聚起维护国家安全和公共安全的强大力量，夯实国家安全和公共安全的社会基础，有效防范化解各类安全风险。

四、把风险治理成效作为衡量业绩的重要尺度

防住了风险、减少了危害，就是创造了价值。为此，就要把风险治理成效作为衡量各领域工作成绩的重要尺度。各个安全领域工作都应落实"党政同责、一岗双责、齐抓共管、失职追责"，"促一方发展、保一方平安的政治责任"，"管行业必须管安全，管业务必须管安全"的精神。要奖惩结合，抓关键少数。对于措施得当、避免或减少损失的也要予以表彰奖励；对于安全责任落实不到位、造成损失的要严肃问责。

第 三 章

超常性

重大风险的过程特征与启示

　　常规的风险是容易感知的。重大风险往往是非常规风险，对人类来说充满了不确定性、未知性，超乎常人想象，这就是其超常性，即超乎一般人能够感知的性质。例如，像新冠肺炎疫情这样的公共卫生领域重大风险事件的特征与发展并没有被国际社会充分估计到。其中一个佐证是，世界经济论坛发布的第 15 期《全球风险报告（2020）》称，2020 年全球将面临地缘政治局势动荡、全球经济进一步放缓、气候变化更为猛烈、网络空间安全威胁加大、全球政治经济不平等状况加剧五大风险。在该报告中，流行病风险处于发生概率低、危害较大（而非很大）的次级风险区域。

　　一般说来，风险事件的危害性（或称之为"对社会价值的挑战"）、不确定性（原因、过程与后果）和紧迫性（处置）已得到广泛认同，但是对于风险特征的更为深入的系统讨论则比较缺乏。了解重大风险的超常性，有助于准确把握应对其发生发展演变的思想与原则。自2019 年底新冠肺炎疫情暴发以来，事态发展展现出惊心动魄的复杂多样性挑战，给系统研究安全风险的超常性特征提供了难得的契机。本章将回顾疫情发展的基本脉络，深入分析重大风险超常性的本质与过程特征，并进而阐述与此相关的重大风险治理的原则。

| 第一节 |

风险的挑战

重大风险往往超出人们通常能够感知的范畴，新冠肺炎疫情的发展就是典型的例子。疫情自暴发以来，展现给世人的是一副神秘、狡猾的面孔。2020 年 1 月 28 日，国家主席习近平在北京会见世界卫生组织总干事谭德塞时指出，"疫情是魔鬼，我们不能让魔鬼藏匿"。把新冠病毒所造成的灾害称为魔鬼，这是一个生动而贴切的比喻。在文化学意义上，魔鬼害人，往往无情地吞噬人的生命；魔鬼是鬼，神出鬼没，不易对付；魔鬼有魔力，害人能量大。相对应地，在风险与危机学意义上，疫情正是危害性极大、不确定性极高、处置紧迫性极强的重大风险事件。新冠肺炎疫情的种种"魔鬼"特征恰恰反映出重大风险的超常性挑战。

一、风险潜伏难以发现

一些风险会始终处于潜伏状态而难以被发现。待到风险终于浮出水面，就已经造成不可挽回的损失和危害。例如，地震就很难在发生前被发现。很多的安全生产事故隐患也是如此。

就新冠肺炎疫情而言，患者发病延迟和无症状感染者都是风险潜伏性强的具体表现。钟南山研究团队发现，感染者的潜伏期中位数是 4 天，绝大多数是 2—7 天，但最长的是 24 天。中国疾病预防控制中心研究组发现，在 72314 例确诊病例和疑似病例中，无症状感染者占比 1.2%。正是潜伏期、无症状感染者等因素的存在造成早期识别风险的困难。

二、风险规律难以把握

有些风险的发生发展轨迹难以准确把握。例如，台风灾害的发生地就很难事先准确预报。

就此次新冠肺炎疫情而言，有报道表明，一些病例会表现出各种复杂的情形。2020 年 2 月 21 日，环球网报道了多个特殊病例。

病例 1. 湖北恩施：确诊 1 例 38 天超长潜伏期无症状病例。

病例 2. 四川成都：一治愈者出院 10 日后复检出核酸阳性。

病例 3. 湖南常德：一女子核酸检测阴性出院后又确诊。

病例 4. 山东莒南：隔离期两次阴性后出院，10 天后查出阳性。

病例 5. 浙江舟山：一男子痰咽检测阴性，粪便为阳性。

病例 6. 江西九江：一女子武汉回乡 21 天后确诊，无发热症状，前 3 次检测呈阴性。

其中，第 4 个病例表现得最为费解。1 月 23 日，患者因感冒、发烧、轻微咳嗽就诊；1 月 29 日、31 日经市疾控中心两次核酸检测均呈阴性。2 月 10 日，莒南对全县武汉返乡人员采样送检，该患者核酸检测呈阳性。总体看，这些现象的普遍存在给疫情防控带来极大的困难和挑战。

三、风险暴发难以想象

当风险演化造成负能量急剧暴发时，就超出了人们的想象，导致人们束手无策，这也就是人类的大灾难来临之时。不幸的是，这正是某些重大风险发展演化的本质特点。

2002 年 3 月底，《世界是平的》作者托马斯·弗里德曼指出，"人类思维最难把握的现象之一，就是指数的力量——有一种东西能持续不断地加倍再加倍，例如，一场肆虐人间的流行病。我们的头脑的确很难理解。如若我们现在不采取抑制措施，美国新冠病毒感染者会迅速暴增至 100 万例"。当时，《纽约时报》披露美国 CDC 的一项预测研究指出，如果不采取行动缓解疫情扩散，最坏情况下，疫情可能会持续 1 年，全美会有 1.6 亿至 2.14 亿人感染，170 万人死于新冠肺炎。预测研究还指出，将有 240 万至 2100 万美国人需要住院，考虑到目前全美只有 92.5 万张病床，届时美国医疗系统可能会崩溃。而华盛顿大学医学院的一项数据分析结果显示，未来 4 个月新冠肺炎疫情可能在美国造成超过 81000 人死亡，疫情很可能要到 6 月才会消退。而事实上，到 4 月 29 日，美国感染人数就超过了 100 万，死亡人数则超过 6 万。

| 第二节 |

典型案例：埃博拉疫情反复发作

1. 疫情概况

埃博拉病毒病是在 1976 年同时暴发的两起疫情中首次出现的。其中一起出现在南苏丹的恩扎拉，最终夺去了 151 人的性命（总患病人数为 284 名）；另一起出现在刚果民主共和国［简称刚果（金）］的扬布库，共 318 位感染者，280 人死亡。后者发生地在埃博拉河附近，该病毒由此得名。

埃博拉病毒可引起急性严重疾病，若不加治疗往往会致命。在埃博拉病毒家族中，有六个属种已得到确认：扎伊尔、本迪布焦、苏丹、塔伊森林、雷斯顿和邦巴里。

这一被称为埃博拉出血热的传染病常常间歇性地出现于非洲撒哈拉以南地区，1976 年以来暴发了近 30 次。

2. 疫情的传播、诊断与控制方法

（1）传染途径。就传染源而言，人们认为大蝙蝠科果蝠是埃博

拉病毒的自然宿主。埃博拉病毒是通过密切接触感染动物的血液、分泌物、器官或其他体液而传到人。在热带雨林中患病或者死亡的黑猩猩、大猩猩、果蝠、猴子、森林羚羊和豪猪都可能导致人感染。此后，埃博拉病毒会通过人际传播蔓延，方式是直接接触（通过破损皮肤或黏膜）。

（2）症状。该病的潜伏期可持续2—21天。感染者只有在出现症状后才具有传染性。被感染者的症状可能突然出现，包括发热、疲劳、肌肉疼痛、头痛、咽喉痛。随后会出现呕吐、腹泻、皮疹、肾脏和肝脏功能受损等症状。

（3）诊断。埃博拉病毒病与疟疾、伤寒、脑膜炎等其他传染病的临床区分比较困难。世卫组织推荐利用核酸测试、快速抗原检测方法等诊断方法对埃博拉病毒感染引起的症状作出确认。

（4）防控。疫情得到良好控制有赖于将一系列干预措施落到实处，包括病例管理、监测，接触者追踪，实验室服务，尸体埋葬及社会动员。社区参与对成功控制疫情十分重要。提高对埃博拉感染危险因素的认识，以及采取个人可以采取的保护性措施（包括接种疫苗）都是减少人际传播的有效方法。

3. 疫情反复发作

埃博拉出血热不断死灰复燃。继1979年再次侵袭苏丹后，又在1994年出现于加蓬，2000年蔓延至乌干达。2003年在刚果共和国暴发的埃博拉疫情病死率为至今最高纪录——143名病患者中有128人死亡（致死率近90%）。

2014—2016年西非埃博拉疫情是有史以来最严重的一次暴发，或者说是1976年首次发现埃博拉病毒以来发生的最大且最复杂的埃博拉疫情。疫情首先在几内亚发生，随后通过陆路边界传到塞拉利昂和利比里亚。2014年8月8日，世卫组织宣布此次暴发为"国际突发性公共卫生事件"，并呼吁各国积极迅速协助受影响地区。

2018—2019 年发生在刚果民主共和国东部的埃博拉疫情则十分复杂，不安全的社会治安状况和不稳定的社会局面对公共卫生应对活动带来了不利影响。2018 年 8 月至 2019 年 7 月有数千例病例报告。2019 年 7 月 18 日，世卫组织总干事谭德塞宣布，刚果（金）的埃博拉疫情为国际突发公共卫生事件。

表 3-1　1976—2018 年埃博拉病毒病年表（病例数 100 人以上）

年份	国家	埃博拉病毒分型	病例数	死亡数	病死率
2014—2016	塞拉利昂	扎伊尔型	14124*	3956*	28%
	利比里亚		10675*	4809*	45%
	几内亚		3811*	2543*	67%
2007	乌干达	本迪布焦型	149	37	25%
2007	刚果（金）	扎伊尔型	264	187	71%
2003（1—4 月）	刚果（金）	扎伊尔型	143	128	90%
2000	乌干达	苏丹型	425	224	53%
1995	刚果（金）	扎伊尔型	315	254	81%
1976	苏丹	苏丹型	284	151	53%
1976	刚果（金）	扎伊尔型	318	280	88%

*包括疑似和确诊的埃博拉病毒病病例。

到 2020 年，仅感染人数超过 10 人的埃博拉病毒病流行事件就达 26 次。

4. 点评

埃博拉疫情是当代危害人类时间很长、致命性极强的传染病疫情。如何把握其危害人类的规律，更好地抑制直至消灭它，对人类来说仍然任重道远。

重大风险超常性的表现

重大风险事件发生概率低，但危害性大、影响深远，我们需要在对这些事件的危害性、不确定性、紧迫性更为系统深入的探究。2020年新冠肺炎疫情暴发事件所造成的影响是全球性的。作为本世纪影响最大、发展演变最复杂的重大风险事件，新冠肺炎疫情事件给深入观察风险事件的本质特征提供了难得的机会。下面四个方面就是分析这次新冠肺炎疫情和其他重大风险事件的结论。

一、事件形态的新颖性

重大风险事件的新颖性程度各不相同。有的与以往发生过的事件相似度非常高，犹如历史的重演，像人群踩踏事件、火灾爆炸事件，屡屡发生；有的则以全新的面貌展现给世人，此次疫情即是如此。

此次新冠肺炎疫情是一次形态新颖的事件。就其风险源头（致灾因子）来看，可以称之为新兴风险。造成疫情的病毒是一个全新的冠状病毒，其结构和作用皆与众不同。正如中国—世卫组织联合专家考察组外方组长布鲁斯·艾尔沃德所指出的："新冠病毒病是一种新型的病毒病，能够造成极大的卫生、经济和社会影响。""既不是SARS也不是流感。引起它的是一种全新的病毒，有着自己的特点……如果我们不能谦卑地对待其新的特点，那我们就陷入了要么是SARS要么是流感的定式思维中……没有办法去应对这场疫情。"

很多重大安全风险都属于新兴风险，并因其新颖性而难以防范。风险的新颖性或是从外部环境偶然获得，如新冠病毒；或是来自人类自身的发展与科技创新的副产品，如基因编辑带来的风险。只要人类还生存在充满风险的环境中，就有可能出现新的外来风险；只要人类还在不断发展、不断创新，就会面临新的矛盾、新兴风险。

归结起来，重大风险事件可视为巨灾事件，其新颖性可以从灾害系统要素的角度来分类。第一种是新的孕灾环境造成的风险事件。这类重大风险事件属于全新形势之下的必然，例如，全球气候变暖造成的澳大利亚、美国等国的森林火灾不断就是如此。第二种是新的自然致灾因子造成的风险事件，如此次疫情。第三种是新技术致灾因子造成的风险，也就是新兴技术风险，例如，基因编辑婴儿事件就是具有重大潜在风险的事件。第四种是新方法致灾因子造成的风险，例如，"9·11"事件中，恐怖分子以飞机为恐怖袭击的武器就是一种全新的攻击方式。

二、事件发生的意外性

重大风险事件发生的意外性是指其发生超出常人预想，如此次新冠肺炎疫情。新冠肺炎首先容易被误解为一般的肺炎或者很多不明原因的肺炎之一。事实上，全国每年都有不少不明原因肺炎的报告，但大都有惊无险。由于没有预想到其意外性，初期应对就难免麻痹大意。

重大风险的意外性强，在主观上是由于人的思想准备不足、知识不足、经验不足造成的，在客观上是由复杂事物的现象和本质之间的差异所决定的。静态地看，现象往往是凌乱的，同质异象、异质同象都可能广泛存在，现象和本质可能看起来南辕北辙。动态地看，风险从量变到质变的积累过程中，其本质显露有一个过程，人们对其准确认识也有一个过程。

事实上，很多重大安全事件在为害世人之前，都仅有很微弱的信号，甚至是反向的信号。不少重大事故就是发生在事故发展蒸蒸日上的表象背后，突然发起"攻击"的。例如，在发生"8·12"瑞海公司特大火灾爆炸事故时，天津港是世界十大港口之一，其发展欣欣向荣；"3·1"昆山粉尘爆炸事故也发生在台资中荣公司发展态势很好的形势之下。社会领域的风险，如"7·28"瓮安事件也是在当地经济发展持续向好的情形下发生的。

随着经验、知识的积累和科技的进步，有些重大风险事件的意外性程度很低，如台风灾害，人类已经可以预知、提前防范，最大限度地减少损失。

具有意外性的重大风险事件可以归结为"黑天鹅"事件、"灰天鹅"事件和"灰犀牛"事件三种类型。"黑天鹅"事件指非常难以预测，且不寻常的负面事件，其意外性往往是由于此前没有发生过类似事件，如美国"9·11"事件就是典型的"黑天鹅"事件。"灰天鹅"事件具有潜在的重大风险，并非完全不可预测、但很难看清楚的风险事件。近年来，国际金融企业野村证券等每年都要预测金融领域的"灰天鹅"事件，使这一概念进入人们的视野。"灰犀牛"事件指的是太过于常见，以致人们习以为常的重大负面事件，如重大道路交通事故就是典型的"灰犀牛"事件，其意外性主要是由于人们习以为常而麻痹大意。

三、事件发展的暴发性

重大风险事件发展的暴发性是指其在发展过程中的某些时段或某些地点突然大量释放能量、破坏力迅速增强，以致发生猝不及防、难以应对的情形。重大风险事件暴发性发展是量变到质变的发展规律决定的。致灾因子的破坏力逐渐积累，达到人类难以控制的临界点就必然会呈现暴发状。

在对此次疫情发展的判断上，很多人容易忽视其暴发性，或者说对疫情的暴发性发展很难预测。各个主要疫情发生地区都经历了由慢到快的历程，即由开始的长时间缓慢发展，到积累成为迅速扩大的风险。在中国武汉，暴发性发展之前当地应对不力与此有关；中国以外的国家尽管有很长时间的应急准备期，但依然在月余之后呈现疫情暴发之势，也反映出其决策者对暴发性的认识不到位。

在时间维度上,重大风险事件发展的暴发性有以下三种模式的表现:第一种是事件一开始就极具暴发性的模式。例如,大地震往往属于一次性暴发型的(当然也有大地震之前先发生前震的例子,如1975年辽宁海城地震,在主震前发生了一系列小型前震,促使地方发出预警,避免了大量人员伤亡)。第二种是风险长时间酝酿积累后出现暴发性事件模式,如大部分传染病疫情和大部分洪涝灾害,以及一些群体性事件。第三种是事件呈现多次暴发模式,如非洲埃博拉病毒从2014年起多年不断呈现局部暴发态势。这是由于致灾因子、孕灾环境、承灾体多因素耦合,使得事件暴发呈现为不规律状。具体说,如埃博拉疫情反复暴发与当地公共卫生基础落后有直接关系,与一波疫情过后人们放松警惕也有直接关系。

在空间维度上,重大风险事件发展的暴发性也会有各种不同模式。有的事件是单点暴发模式,即在一个局部地点的暴发,所影响的范围也是该地点附近的局部区域,如安全生产领域的生产经营场所大爆炸事件。有的事件是多点呼应式暴发模式,如网约车现象所引起的多城市出租车司机罢运事件。有的事件是广域暴发模式,如特大地震、台风等灾害事件。在极端情形下,一些事件会呈现为全球暴发模式,如全球金融危机事件,以及此次的新冠肺炎疫情。

四、事件演变的复杂性

重大风险事件的复杂性源于原发风险本身的巨大能量和多风险世界的客观存在。第一,重大安全风险本身破坏力强,必然会引起涟漪效应,扰动周边的常态世界,触发新的风险事件;第二,原发风险事件与已经存在的风险相互影响,引起共振或传导效应,从而引发各种跨界风险事件。重大风险事件的复杂性有多种表现形式。

重大风险事件的复杂性可表现为风险的加法效应。从多风险源相互影响的视角,各种风险相互交织的复杂现象十分普遍。例如,社会领域各种敌对势力同流合污的"合流效应"，一些领域群体利益诉求引发的各种社会矛盾交织的"叠加效应"，各种势力隔空抱团、遥相呼应的"联动效应"，一个地区发生的问题容易使其他地区仿效的"诱导效应"等，都体现了风险的加法效应。

重大风险事件的复杂性还可表现为风险的连锁效应。以日本"3·11"地震为例，地震引发海啸，海啸引发福岛核电站事故，后者又进一步引发世界对海产品的核辐射担忧，并进而导致中国部分城市的抢盐风波。正如有学者指出的："与传统危机相比，现代危机一旦发生，其影响和危害已经不再主要局限在事发地，而往往会迅速跨边界传播，即现代危机与灾害的跨边界性质已经越来越凸显，相对于危机的其他特性而言，跨边界传播日益成为现代危机的本质特征。"

重大风险事件的复杂性也可表现为风险的放大效应。风险不仅会跨越时间边界、空间边界、领域边界，而且会在某些环节获得持续的放大。例如，事件会导致舆论炒作，在舆论场产生和放大对有关主体的信任危机。对于舆情的放大效应，风险的社会放大理论解释为，信息会通过社会"放大站"加工实现舆论风险的不断放大。"放大站一般包括：技术评估专家、风险管理机构、大众媒体、社会团体中的舆论领袖、同辈和参考群体组成的个人网络等。社会放大站通过沟通渠道（媒体、信件、电话、直接交流）制造和传输信息。每一个信息接收者都参与放大过程，成为放大站。"

| 第四节 |

治理原则：风险治理的行动准则

不同治理主体对各种重大安全风险所采取的策略及效果往往有很大不同，这既有客观条件不同的因素，也有其对重大安全风险本质的认识差异因素。例如，在疫情应对过程中，各个国家的防控思路有很大不同。中国、韩国、意大利等较早采取了不同程度的"封城"和禁止社会流动的策略，严格隔离感染者，以控制病毒的传染。而不少欧美国家则采取了不严格控制病毒的传播，只是减缓疾病传播的速度的策略。瑞典在 2020 年 3 月 12 日决定停止对新冠肺炎确诊病例的统计，也不再对轻症患者和疑似患者进行检测。其官方认为，已经没有可能阻止新冠肺炎疫情在瑞典的传播，所以要把有限的资源用于医护人员、已住院患者等高危人群。英国首相约翰逊建议感染的人在家里待一周，并禁止 70 岁以上老人公开活动。美国虽然在 3 月 13 日宣布了国家紧急状态，但是依然有很多疑似病例得不到有效的检测。

到底该如何应对重大风险？从前述重大风险事件的特征看，主导或参与风险治理的主体（包括官方和民间机构与人员）树立以下几个方面认识是必要的。

一、底线思维与风险意识

在防灾方面，要增强底线思维，牢固树立风险意识。底线思维是指凡事从坏处准备，努力争取更好的结果。重大风险事件危害性大，往往迷惑性高且发生的意外性强。管理者有必要在平时切实居安思危，保持高度警惕，决不能麻痹大意、漏过任何蛛丝马迹。我们要安而不忘危、存而不忘亡、治而不忘乱，增强忧患意识和责任意识，始终保持高度警觉，任何时候都不能麻痹大意。要以"终日乾乾、夕惕若厉"的精神重视风险信号，增强责任意识，当好防范风险的看门人。要强化风险意识，常观大势，常思大局，科学预见形势发展走势和隐藏其中的风险挑战，做到未雨绸缪。

二、战略思维与防备意识

在备灾方面，要增强战略思维，牢固树立充分防备意识。要从长远的视角看到风险事件发生的必然性，从全局的视角做好应急准备。要着眼于最坏的结果，着眼于重大风险事件可能的意外性发生和暴发性发展，在预案准备、人财物力准备、制度机制准备等方面做好充足准备，下足功夫，做到有备无患。

三、科学思维与专业意识

在抗灾方面，要增强科学思维，牢固树立专业意识。抗灾是与重大安全风险的直接对抗。重大危机事件发生的意外性、发展的暴发性等表明其运动规律是非直觉的、复杂的。事实上，各种公共卫生事件、自然灾害、事故灾难、社会安全事件都有自身的专业复杂性。此次新冠肺炎疫情防控方案先后更新七次，充分表明疫情防控规律的复杂性，即便在专业层面也需要不断地加深认识。在应对重大风险事件的各个阶段，风险管理者要以面对未知世界的谦卑态度倾听专家意见、科学审慎决策、根据不断深化的认识及时修正处置方案。只有头脑清醒、心态开放、广纳贤言、动态决策才能有效应对未知的重大危机事件的挑战。

四、系统思维与总体战意识

在救灾方面，要增强系统思维，牢固树立总体战意识。救灾是救社会于水火，减少事件综合损失的行动。重大危机事件的极大破坏性和演化复杂性要求管理者从大系统的视角统筹事件应对工作。要统筹危机事件本身的危险源防控和公众服务、舆论引导、应急保障、经济社会持续运行等事项，以总体战思路应对重大危机事件。

风险治理领导力之一

风险治理政治领导力的总要求

　　领导力是指引方向、果断决策、激励人民、破解难题、勇挑重担的能动力量。在高度复杂、危害极大的各种现代风险面前，防范化解重大风险、维护国家安全与公共安全都需要强有力的政治领导力引领。在我国，面对云谲波诡的国际形势、复杂敏感的周边环境、艰巨繁重的改革发展稳定任务，各种风险更大，更需要强有力的政治领导力引领风险治理。新冠肺炎疫情应对过程生动地诠释了这种风险治理的政治领导力的关键作用。发挥风险治理的政治领导力作用要在如下方面着力。

一、勇于面对风险挑战

　　风险与危机并不可怕。中华民族几千年来历经沧桑却历久弥新，勇于面对困苦的民族性格和善于化危为机的民族智慧发挥了重要作用。在危机中把握契机，推动革命、建设、改革事业进步历来是我党战胜敌人和困难的重要法宝。

　　中国共产党在百年奋斗历程中，经历了一次次惊险艰难的甚至关乎党和国家生死存亡的危机考验，多次以高瞻远瞩的革命胆识、大无畏的斗争精神和细致入微的斗争策略化危为机，开创了适合中国国情的革命道路、中国特色社会主义建设道路，取得了举世瞩目的伟大成就。新民主主义革命时期，在蒋介石叛变革命的危机时刻，南昌起义打响了武装反抗国民党反动统治的第一枪，开创了中国共产党独立领导中国革命战争、创建人民军队和武装夺取政权的革命新阶段；震惊中外的西安事变爆发后，中国共产党抓住历史契机，推动事变的和平解决，促成了抗日民族统一战线的建立，为赢得抗日战争的胜利奠定了坚实基础。社会主义建设时期，面对"文化大革命"造成的危机困境，党的十一届三中全会作出把党和国家工作重心转移到经济建设上来，以及实行改革开放的历史性决策，开启了改革开放的伟大时代；面对苏联解体、东欧剧变等严峻形势，中国共产党确立了发展社会主义市场经济、坚定不移推进改革开放的正确方向，使社会主义现代化建设进入了新境界。

上述以危为机所取得的成就不是偶然的。在思想层面，中国化的马克思主义给了我们有力的思想理论武器，即基于底线思维，我们始终把人民根本利益放在首位；基于战略思维，我们能够着眼于大局而不迷失方向；基于辩证思维，我们在困难中能够看到光明；基于创新思维，我们能够用新视角看问题找出路。而在实践层面，党的坚强领导和中国人民坚韧不拔的品格则为我们提供了坚实的客观基础和保证。这正如习近平同志指出的，"正是因为始终坚持党的集中统一领导，我们才能实现伟大历史转折、开启改革开放新时期和中华民族伟大复兴新征程，才能成功应对一系列重大风险挑战、克服无数艰难险阻，才能有力应变局、平风波、战洪水、防非典、抗地震、化危机"。

"中华民族伟大复兴，绝不是轻轻松松、敲锣打鼓就能实现的，实现伟大梦想必须进行伟大斗争。"在今天，面对风险挑战，共产党人的政治领导力首先就要体现在勇于面对风险挑战的斗争精神上。"凡是危害中国共产党领导和我国社会主义制度的各种风险挑战，凡是危害我国主权、安全、发展利益的各种风险挑战，凡是危害我国核心利益和重大原则的各种风险挑战，凡是危害我国人民根本利益的各种风险挑战，凡是危害我国实现'两个一百年'奋斗目标、实现中华民族伟大复兴的各种风险挑战，只要来了，我们就必须进行坚决斗争，而且必须取得斗争胜利。"

二、深刻把握风险形势

在复杂的风险环境下，中国面对的政治、意识形态、经济、科技、社会、外部环境等领域重大风险不会少。"在前进道路上我们面临的风险考验只会越来越复杂，甚至会遇到难以想象的惊涛骇浪。我们面临的各种斗争不是短期的而是长期的，至少要伴随我们实现第二个百年奋斗目标全过程。"

风险挑战来自任务情境，也来自风险应对者自身。关于风险情境，习近平同志指出："我们面临的重大风险，既包括国内的经济、政治、意识形态、社会风险以及来自自然界的风险，也包括国际经济、政治、军事风险等。如果发生重大风险又扛不住，国家安全就可能面临重大威胁，全面建成小康社会进程就可能被迫中断。"关于应对风险的主体，中央反复提醒：党面临的长期执政考验、改革开放考验、市场经济考验、外部环境考验具有长期性和复杂性，党面临的精神懈怠危险、能力不足危险、脱离群众危险、消极腐败危险具有尖锐性和严峻性。

要增强忧患意识、责任意识、机遇意识。增强忧患意识就是要认清不断出现重大风险挑战的必然性，安而不忘危、存而不忘亡、治而不忘乱；增强责任意识就是要以维护人民安全、公共安全、国家安全为己任，认清肩负的责任使命，切实树立高度的政治责任感，"坚持守土有责、守土尽责，把防范化解重大风险工作做实做细做好"；树立机遇意识就是要实事求是、求真务实，主动在风险应对过程中找差距、找问题、找不足，把差距不足当作解决问题的契机。

三、坚决战胜风险挑战

风险与危机的挑战是对政治领导力的最好锻炼。应对风险和危机的伟大斗争是推动党的建设伟大工程的契机，是更好地发挥基层党组织战斗堡垒作用和共产党员先锋模范作用的契机，是更有效地克服官僚主义、形式主义等党风问题的契机，是进一步提升党的创造力、凝聚力、战斗力的契机。各级党政领导班子和基层党组织、各级领导干部和广大党员要把投身风险防控工作作为践行初心使命、体现责任担当的试金石和磨刀石，要不忘初心使命，挺身而出、英勇奋斗、扎实工作。

要注重策略方法，讲求斗争艺术。在防范化解重大风险的斗争中，要坚持增强忧患意识和保持战略定力相统一、坚持战略判断和战术决断相统一、坚持斗争过程和斗争实效相统一。要抓主要矛盾、抓矛盾的主要方面，坚持有理有利有节，合理选择斗争方式、把握斗争火候，在原则问题上寸步不让，在策略问题上灵活机动。要根据形势需要，把握时、度、效，及时调整斗争策略。要团结一切可以团结的力量，调动一切积极因素，在斗争中争取团结，在斗争中谋求合作，在斗争中争取共赢。

要锻炼斗争精神，增强驾驭风险本领。各级干部要经受严格的思想淬炼、政治历练、实践锻炼，在复杂严峻的斗争中经风雨、见世面、壮筋骨，真正锻造成为烈火真金。要学懂弄通做实党的创新理论，掌握马克思主义立场观点方法，夯实敢于斗争、善于斗争的思想根基，理论上清醒，政治上才能坚定，斗争起来才有底气、才有力量。要坚持在重大斗争中磨砺，越是困难大、矛盾多的地方，越是形势严峻、情况复杂的时候，越能练胆魄、磨意志、长才干。领导干部要主动投身到各种斗争中去，在大是大非面前敢于亮剑，在矛盾冲突面前敢于迎难而上，在危机困难面前敢于挺身而出，在歪风邪气面前敢于坚决斗争。

要坚持群众路线、凝聚人民群众的力量。人民群众是历史的创造者，是伟大的智慧源泉和力量源泉。要充分尊重人民群众的首创精神，激发和调动人民群众在风险治理中的积极性、主动性、创造性；学习基层干部群众中产生的风险治理好经验、好做法，与人民群众同心同德、一道破解难题。

第 二 篇

战 术 性
风 险 治 理

战术性风险治理是在具体操作层面开展的全周期风险防范化解工作，包括风险信息监测、风险预警响应、危机事件的全过程专业化处置工作。从风险信息监测到事件专业化处置全过程都有战术性问题，但大体上前期以战术性工作为主导，中期以战役性工作为主导，后期以战略性工作为主导。本篇从重大突发公共卫生事件应对典型案例着手，重点阐释风险信息监控、风险预警响应、危机事件先期响应三个环节的战术性处置方法。在这三个阶段，主要是战术性的工作。中后期的战术性工作则从属于战役性、战略性工作，本书也将在后面相应的篇章中讨论中后期的相关战术问题。

第 四 章

现身

重大风险早期监控

重大安全风险的早期监控是指风险事件开始显现后，在风险治理主体正式向社会发布预警和开展预警响应之前的早期防控措施。早期监控阶段通常也是以专业部门处置为主的阶段。如果信号捕捉及时、研判准确、措施得当，可能会将重大风险消灭在萌芽状态，避免重大危机的形成，或者延缓重大风险的发展，或者提早采取预警行动。因此，需要在战术层面研究如何进行有效的早期监控。

| 第一节 |

风险的挑战

重大安全风险事件的早期风险识别对于及时处置风险意义重大。但是恰恰在这一阶段，风险信号弱，风险识别困难。由于风险的潜伏性和新颖性，重大风险尤其是新型重大风险的早期监控往往是一个难点问题。例如，人们对首先暴发于墨西哥的 2009 年甲型 H1N1 流感疫情的认识就非常曲折。

一、风险信号弱

由于风险因子本身没有发出任何信号或仅仅发出很微弱的信号，或者由于监测手段不足，可以被监测到的风险信号就非常弱。正如地震前的信号很难被捕捉一样，一些安全生产事故风险源、传染病传染源的信号在初期往往都很难被监测到。

历史表明，新型重大传染病疫情的早期监控是一个困难的过程。2009 年 3 月中旬，墨西哥韦拉克鲁斯州突发群体性流感性病例。由于大多数病例症状较轻，且未住院治疗。因此，直到 4 月也未引起社会和政府的广泛关注，没有采取相应的防控措施。这在客观上放纵了疫情的扩散。

二、风险识别困难

风险因子多种多样，即将发威的风险因子在初始阶段很可能看起来属于很普通的一分子。就像新冠肺炎与大量不明原因的肺炎混在一起，的确难以识别。

2009 年 3 月，墨西哥甲型 H1N1 流感疫情初期，流感监测系统也不能有效评估其严重程度。4 月以后，墨西哥联邦区哨点医院门诊流感样病例和肺炎病例不断增多，且多数为青壮年。4 月 16 日，墨西哥政府才向泛美卫生组织（PAHO）通报，PAHO 依照程序向世卫组织通报。

三、早期预测和预警困难

风险信号不强烈，或者风险信号模糊，都无法作出前瞻性预测，若没有达到预警条件要求也无法作出预警。即便是像台风这种人类所熟知的风险源，要作出准确的预测和及时精准的预警也很不容易。科学家通过搜集飞机实时传输的风速信息、卫星云图信息，并运用统计分析模型等综合分析，也只能对未来三五天的台风形势作出粗略预测。

2009 年 4 月 17 日，墨西哥依据《国家流感大流行应急准备计划》，发布全国范围内的流感流行预警，建议在全国范围内加强不明原因重症流感和肺炎疑似病例的监测，以及相应的咽涂片检查。此时，距离首发病例已经过去了一个半月。

| 第二节 |

典型案例：SARS 和 MERS 的早期监控

研究表明，冠状病毒是一类有包膜的正向单链 RNA 病毒，在人类、其他哺乳动物和鸟类中广泛传播，并可导致呼吸道、肠道、肝脏和神经系统等疾病。目前已知有七种冠状病毒可导致人类疾病。其中四种——HCoV-229E、HCoV-OC43、HCoV-NL63 和 HCoV-HKU1 在人群中普遍流行，并通常引起普通感冒。而其他三种——SARS、MERS 以及此次的新冠病毒都具有严重的危害性，可导致重症肺炎甚至死亡。

SARS 事件，是一次由严重急性呼吸道综合征冠状病毒（SARS-CoV）所引发的疫情。SARS 病毒的天然宿主很可能是中华菊头蝠，通过果子狸传染给人。但也有研究认为冠状病毒也可能直接从蝙蝠传染给人类。疫源地为我国广东省，在 2002 年 11 月至 2003 年 9 月散布于 29 个国家和地区。疫情造成全球超过 8000 人感染，导致包括医务人员在内的 774 例病人死亡。

MERS 事件是一种由中东呼吸综合征冠状病毒（MERS-CoV）所引起的新型人畜共患的呼吸系统传染病流行事件。有病毒学家推测该病毒可能源自蝙蝠，而美国国家过敏症和传染病研究所和沙特国王大学的研究则认为该病毒来源于骆驼。疫源地为沙特阿拉伯。2012 年初至今，全球累计发现超过 600 个中东呼吸综合征确诊病例，造成超过 180 人死亡。

1. 症状多样

SARS 潜伏期 1—16 天，多为 3—5 天。起病急，传染性强，以发热为首发症状，伴有头痛、肌肉酸痛、全身乏力和腹泻，高峰时发热、乏力等感染中毒症状加重并出现频繁咳嗽、气促和呼吸困难。轻症患者临床症状轻，重症患者病情重、易出现呼吸窘迫综合征。

MERS 潜伏期平均为 5.5 天。实验室评估指出，患者最常见的症状为占 98% 的发烧，其余为 83% 的咳嗽、72% 的呼吸困难和 32% 的肌肉酸痛。出现胃肠道症状的患者中有 26% 为腹泻，21% 为呕吐，17% 为腹痛。

2. 前两个病例的发现时间间隔长

SARS 前两个病例的发现时间间隔为 1 个月。2002 年 11 月 16 日，佛山市第一人民医院接诊了一例特殊的肺炎病人，事后被认为是广东省第一例非典病人。但当时第一例身份被确认且为世人所知的患者是河源市 2002 年 12 月 15 日确诊的一名厨师。

MERS 前两个病例的发现时间间隔为 3 个多月。2012 年 6 月 13 日，沙特阿拉伯的一名男子因为发烧、咳嗽和气短入院，他被认为是首例 MERS 病例。第二例感染者是一名卡塔尔人。他在当年 9 月初开始出现呼吸道疾病，后来病情进一步恶化，转至英国治疗。医生一直无法确定其病因，直到他们看到第一例 MERS 病毒的报告后，对该患者做了检测，才确认他也感染了这种病毒。

3. 从第一例到出现群发病例时间长

2003 年 1 月 2 日，广东省卫生厅接到河源市人民医院的报告：该院收治了两名肺炎病人，该院接触过这两名病人的医务人员中有 8 人发生同样疾病。当天下午，广东省卫生厅派出流行病学调查组和临床专家组到河源市调查和指导。由此算来，SARS 从第一例到出现群发病例的时间间隔为一个半月。

2012 年 10 月没有出现 MERS 新增病例，但从 11 月起，沙特阿拉伯卫生部开始频繁报告 MERS 病毒的感染病例。到 11 月底已经有 9 例。由此算来，MERS 从第一例到出现群发病例的时间间隔为 5 个多月。

4. 难以判断是否人传染人

新型传染病是否人传人往往难以准确判定。例如，密切接触某一患者的医护人员即便发生类似症状，也不一定是被该患者传染；又如，密切接触者被传染也不等于会大范围人传染人。SARS 和 MERS 也遇到过这样的困境。

就 SARS 而言，确定在社会面上会发生人传染人经过了两三个月的时间。2003 年 2 月 10 日上午，广东正式公布发生非典型肺炎疫情。2 月 11 日下午，广东省卫生厅举行情况通报会，中国工程院院士钟南山表示，经过对广东省所发现的 305 个病例研究显示，市民到公众场所进行正常的活动是不会受到感染的。2 月 12 日，中国疾病预防控制中心负责人预测，全国短期内不会发生大范围呼吸道传染病流行，但局部地区可能会出现小范围呼吸道传染病流行。

对 MERS 而言，确定人传人的时间更长。2013 年 2 月 13 日，世卫组织表示"现时人传人的持续风险很低"。5 月 12 日，世卫组织的官员表示，MERS 已经确定可以人传人，不过只是在长时间接触的情况下才会发生。"最令人关心的是，在不同国家出现的聚集性正在增加一种假说的可能性，即在亲密接触的情况下，MERS 可以由人传给人。"但世卫组织同时也强调，暂时没有证据表明 MERS 可以在一般人群中传播。

5. 确认为新型冠状病毒的时间长

SARS 的新型冠状病毒确认时间为 4 个多月。2003 年 2 月 11 日，广东省卫生厅宣布对于这一非典型肺炎，排除炭疽、鼠疫、禽流感的可能；2 月 18 日、26 日，中国疾病控制中心两次报告从病例肺组织中检出衣原体；3 月 19 日，香港中文大学称确定病原体为副黏液病毒；3 月 25 日，美国疾病控制中心和相关大学微生物系宣布病原体是冠状病毒。4 月 16 日，世卫组织根据包括中国、加拿大、美国在内的 11 个国家和地区的 13 个实验室合作研究的结果，宣布重症急性呼吸综合征的病因是一种新型冠状病毒。

MERS 的新型冠状病毒确认时间为 3 个多月。2012 年 6 月，首个确诊病例患者在索里曼·法基博士医院就诊，该医院病毒学实验室的阿里·扎基博士为了寻找这名男子呼吸疾病的原因，先后检测了甲型流感、乙型流感、副流感病毒、肠道病毒和腺病毒，均呈阴性。他把病毒样本送到了荷兰鹿特丹伊拉斯姆斯大学医学中心，后者证实了它确实是一种以前没有见过的冠状病毒，并于 2012 年 9 月 24 日在 ProMED-mail 中公布了其发现。

6. 点评

SARS 和 MERS 危害性类似，其各自病症都表现多样，病例的发现和群发时间、判断人传人和确认为新型冠状病毒的过程都比较长。反映出初期疫情发展非常缓慢，对疫情作出正确判断也非常不易。几组情况的对比生动地折射出认识重大风险过程的艰辛。

｜ 第三节 ｜

早期监控的经验教训

风险的早期监控是对风险监测体系的考验，也是对风险监测者对异常情况的敏感性、对风险的警惕性的考验。重大风险，尤其是黑天鹅式的新兴风险的早期监控面临风险信号弱、发展慢、识别难、研判难等问题，世界各地的经验教训都很多。

一、专业能力对捕捉风险信息起到关键作用

早期风险信息属于"稀缺资源"，难以获得、更难以识别。SARS、甲型 H1N1、MERS 等未能及早防控都与早期信息过少、风险形势发展缓慢有直接关系。例如，就前两个病例的发现时间间隔而言，SARS 的时间间隔为 1 个月，MERS 的时间间隔为 3 个多月，这反映出早期异常信息难以发现；从第一例到发现群发病例时间，SARS 的时间间隔为一个半月，MERS 的时间间隔为 5 个多月，也从一个侧面表明风险事件早期发展缓慢的特性。

在这样的背景下，专业机构及相关人员的责任心、敏感性、业务能力就对捕捉风险信息起到至关重要的作用。就 SARS 而言，2002 年 11 月 16 日，佛山市医疗机构接诊的第一例"非典"病例并没有被及时作为特殊病例上报，客观上反映出其经验不足。

二、科技水平对确认风险源起决定性作用

重大风险的风险源识别需要专业机构运用先进分析技术与方法来完成。科技手段不够发达，风险源识别就缓慢；科技手段先进，风险源识别就迅速。风险源早期识别的确是对相关领域科学技术水平的一次严格考核。

回顾起来，SARS 和 MERS 的病原体发现都经历了较长时间。对于 SARS，从一开始排除炭疽、鼠疫、禽流感的可能，到认为是衣原体感染、副黏液病毒，直到确认是冠状病毒经历了 4 个多月时间。对于 MERS，从 2012 年 6 月首个确诊病例到 9 月 24 日才发现其冠状病毒特征，病原体的发现也经历了 3 个多月时间。而此次新冠肺炎疫情

发生后，病原体经过不到一个星期就得到确认，则反映出中国这方面科技能力的长足进步。

三、早期监控工作机制需要不断完善

重大风险的早期监控工作机制包括信息上报机制、形势研判机制、预警决策机制等。人们往往会在重大危机事件发生后对这些工作机制的有效性进行认真甚至苛刻的反思。例如，对于 2012 年就发生的 MERS 疫情，到 2013 年 2 月 13 日，世卫组织仍表态说"现时人传人的持续风险很低"。到了 2013 年 5 月 12 日，世卫组织的官员仍然表示，"MERS 已经可以人传人，不过只是在长时间接触的情况下才会发生。暂时没有证据表明 MERS 可以在一般人群中传播"。2013 年 7 月 17 日，中东呼吸综合征冠状病毒《国际卫生条例》突发事件委员会第二次会议后，世卫组织发表声明称：根据目前得到的信息，疫情在现阶段尚未构成国际关注的突发公共卫生事件。此后，世卫组织也一直没有将这一致命的疾病宣布为国际关注的突发公共卫生事件。对此，业内一向有争论。例如，2014 年，参与起草《国际卫生条例》的挪威流行病学家 Preben Aavitsland 就对此表示批评。他说："我个人认为，该事件应当被公布为国际关注的突发公共卫生事件。""MERS 具有国际影响，它会蔓延到其他国家，并且需要国际响应。"果然，此后的 2015 年 5 月，韩国就发生了严重的 MERS 疫情。一个月内，韩国确诊病例 181 例，31 人死亡。

无论如何，随着科技的进步和对重大风险认识的深化，信息上报机制一定要更为及时灵敏，形势研判机制一定要更为快速科学，预警决策机制一定要更为迅速果断。

四、捕获早期监控信息要与心理惯性作斗争

人在变化面前会首先产生否认的心理，或者称为常态偏误。库伯

勒－罗斯曲线（Kubler-Ross Change Curve）模型最能说明这一问题。该模型是心理学家库伯勒－罗斯在研究人们面对重大变故（生命垂危或亲人亡故）时对心理变化的描述，后来被管理学者用于解释变革过程。该模型指出，面对变化，人们通常第一阶段的反应是震惊和否认，即人的心理防御机制会启动，大脑会拒绝接受现实，不相信这个消息是真的；第二阶段是愤怒或害怕，这是对预料到坏消息后果的反应；第三阶段是接受变化，了解变化的原因，开始适应变化；第四阶段是积极参与变化的进程，从变化中获益。

| 第四节 |

怎样做到有效的风险早期监控

一、明确重大风险早期监控原则

现代社会，人们对风险管理者的要求比以往更高，希望风险能够更早地被发现、更快地被处置，希望安全感更可持续。重大风险的早期监控要求牢固树立底线思维和风险意识，切实按照以下指导原则行事。

1. 宁信其有、不信其无

"宁可信其有，不可信其无。"这一出自《增广贤文》的古训用到风险防控上可以解释为，面对可能的风险，我们宁可相信其存在，相信其严重性，而不要"轻敌"，一厢情愿地任由"常态偏误"的心理惯性发挥作用。

在这样的原则下，应构建敏感的监测预警机制、采取积极的监测预警措施，并在此后能够采取果断的预警行动。要以对人民根本利益负责的精神，坚持宁可听群众骂声（抱怨预警响应带来的不便），不听群众哭声（遭受损失后的痛苦）。

2. 多元参与、扩大信源

为应对风险事件早期的风险信号弱和信号模糊等挑战，风险早期监控应倡导多元主体参与，设法扩大风险信息来源。要以开放的心态扩大风险信息来源，坚持风险信息获取的群众路线。既要依靠专业信息监测机制，充分发挥专业机构与专业人员的作用，也要依靠广大社会公众实行群防群测。在全媒体时代，社会公众对于关乎切身安全的风险信息挖掘和传播更为主动，风险信息的载体也更多元多样，开放式地充分利用非专业"软预警"信息具有广阔的前景。

3. 及时调研、加速研判

为及时发现风险信息，对风险事件形势及时作出正确判断，应完善调研研判机制，提升相关机构和人员的研判能力。要在异常风险信息出现时及时开展深入调查研究，力争尽早作出形势研判。面对复杂的风险发展演变形势，往往需要作出渐进式研判和决策，这就需要风险监测系统在必要时能够加快工作节奏，提高研判效率。

4. 依法依规、讲求实效

风险早期监控既关系到人民群众的切身安全利益，也关系到法律责任、社会稳定等方面，需要审慎进行制度设计。为此，应坚持依法依规完善风险监测和预警机制。这需要平衡两个方面：一方面要适当放宽确认风险信息标准，使更多相关信息能够进入监测者的视野；另一方面要严格掌握风险信息确认标准，提升风险信息处置的规范化、法治化水平。

二、完善重大风险早期监控制度

完善早期风险防控的制度，既要增强制度的柔性，使之能够更容易接收到微弱不明的风险信号；也要增强制度的刚性，强化制度执行的责任性。

1. 推进制度创新，增强风险监测信息制度的刚性

要建设科学合理、高度灵敏的风险信息监测系统。优化动态风险信息监测流程，使之更为明确具体、不易变通；通过强化责任把制度落实到位，避免信息瞒报的情况发生。

具体而言，要以国家风险监测预警体系现代化为目标，完善国家综合风险信息监测制度。要加大投入建设好国家预警平台，以国家综合性风险监测与预警体系建设带动各行业领域、各地区的风险监测预警体系建设。

2. 完善研判机制，健全风险形势分析研判制度

各地区各部门要根据不同类别的风险，完善以年、季、月或周为周期的定期风险研判分析制度，以及必要时的不定期风险研判制度。风险研判要以数据为依据，实行专家、有关方面的代表共同参与的风险形势分析研判机制。例如，传染病防治领域的风险研判不仅要有公共卫生部门参与，还要有医生代表参与；又如，社会领域风险研判不仅要有政府部门参与，还要有社区代表参与。

3. 加强信息分享，完善信息共享与交流机制

要打破部门壁垒、公私机构壁垒，加强各类机构之间的信息自动分享体系建设。例如，在传染病防治领域，可通过医疗机构的信息联网使疾控部门能够主动搜寻各地的传染病就医就诊情况并自主作出分析；可以使基因测序企业的检测信息与国家传染病监测系统共享。

4. 加强技术创新，提升风险监测信息技术水平

随着自然科学和技术的进步，来自自然的风险信息日益容易掌控。例如，通过空天地信息结合，可以更为精准地监测滑坡灾害信息。而来自生产技术体系、个人和群体行为方面的风险则依然难以认识和把握，其潜伏性、迷惑性和未知性更为明显。为此要充分利用互联网、大数据、区块链等技术，完善分布式数据库建设，并通过大数据自动抓取、自动分析等技术应用，使异常信息、来自专业机构和民间的敏

感信息能够及时进入风险管控者的视野。

三、提升重大风险早期监控效能

提升重大风险早期监控能力的基础是提升预见能力。毛泽东同志曾指出："所谓预见，不是指某种东西已经大量地普遍地在世界上出现了，在眼前出现了，这时才预见；而常常是要求看得更远，就是说在地平线上刚冒出来一点的时候，刚露出一点头的时候，还是小量的不普遍的时候，就能看见，就能看到它的将来的普遍意义。"因此，各级风险治理者要发挥主观能动性，以勇气、责任和担当精神与自身的心理惯性、思维惰性作斗争；以实事求是的态度，透过现象把握本质，及时抓住问题、抓住苗头、分析原因、科学决策。

1.重责任，保持高度敏感

早期监控工作的核心挑战是对管理者敏感性和责任心的挑战。例如，当事件苗头已经出现而未来走向不明时，是否要关注？该如何应对？如果管理者更多地顾及上级的压力、自身的利益、种种不利因素带来的困难，就会在犹豫、畏缩中丧失解决问题的最佳时机。为此，政治态度要准备就绪，提高政治站位，提高对大风险环境、风险社会的认识；责任意识要准备就绪，不论风险事件的风险源是否在自己的监控范围内，或其原因是否已知，都应保持警惕；警惕之心要准备就绪，提高对风险信息的敏感度，增强对异常信息、敏感信息的把握能力；开放心态要准备就绪，尤其对于来自非正式渠道的信息要随时保持开放的心态。

2.早发现，及时识别风险

要注重对零散的、模糊的敏感信息加以捕捉。来自不同部门、不同方向的突发事件信息往往是零散的、模糊的，管理者要敏感地注意其中的异常信息。对于系统地上报的信息，也要对其中从未遇到过的新信息、新情况保持高度的敏感性。

要注重依靠集体力量识别风险。识别风险需要所有相关方的人员或代表的参与。兼听则明，风险识别离不开多方集思广益。

3. 求精准，科学分析风险

风险分析要定性与定量相结合。根据风险类型、获得的信息和风险评估结果的使用目的，对识别出的风险进行定性和定量的分析，为风险评价和风险应对提供支持。风险分析可以是定性的、半定量的、定量的或以上方法的组合。一般情况下，首先采取定性分析，初步了解风险等级、揭示主要风险。适当时，进行更具体的定量的风险分析。

还要注重开展系统的风险分析。对于单一种类风险要系统考察导致风险的原因和风险源、事件的正面和负面的后果及其发生的可能性、影响这些后果和可能性的因素、多种风险及其风险源的相关关系等。各种风险不是孤立存在的，很可能是相互交织并形成一个风险综合体，风险分析还要注重分析各种风险的关联性。风险事件是发展演变的，风险分析还要注重分析风险的次生、衍生事件发生的可能性。

4. 早评价，及时评价判断风险

风险评价是依据一定的风险评判标准将风险分析的结果，转化为确定的风险等级。如果风险属于缺少评判规则的新型风险，则应当尽快制定相应的风险评判准则，以便评价该风险。

要宁早勿晚，主动及时作出风险形势发展的判断。要及时主动与各个利益相关方沟通风险分析结果，及早就风险态势展开讨论，以推动作出正确的判断。还要动态分析研判，随着信息的增多和形势的变化，调整研判结论。

第 五 章

狰狞

重大风险预警响应

　　当风险明确显露但尚未造成重大损害、官方开始正式采取处置措施并将事态公之于众时，预警响应事实上就开始了。从此时到正式启动应急响应机制之前，就是预警响应期。

　　随着预警响应行动的开启，重大风险防范化解就进入了一个关键期。这一阶段在风险情势上依然有很大的不确定性，如何有效应对并为后续处置创造条件，考验着风险治理者的智慧。

｜ 第一节 ｜

风险的挑战

　　预警响应期要求预警信息明确、预警行动到位。从新冠肺炎疫情防控等突发公共卫生事件看，要达到这样的水平并不容易。预警工作面对诸多方面挑战。

一、难以判断风险源真实情况

重大风险事件发生初期，危害性还没有充分显露，危险源头还没有找到，对其性质难以作出判断，这会给处置决策带来极大困难。

对于新型风险，准确发现它并作出判断更不容易。客观上，新型风险的本质特征有一个逐渐显露的过程，加之有关信息监测机制可能不够完备，早期往往很难判断风险特征。例如，美国"9·11"事件发生前，美国联邦情报部门发出了可能发生劫机事件的预警，但是各大机场对于恐怖嫌疑人缺乏有效的识别手段。结果所有劫机分子都顺利登上了飞机并按计划展开了劫机恐怖活动。

二、有效防控的技术方案难以一次到位

对于连基本特征都尚在探索中的风险，其处置的技术措施也只能是通过探索逐步完善。以新冠肺炎疫情应对为例，2020年1月4日，国家卫健委会同湖北省卫生健康部门制定《不明原因的病毒性肺炎医疗救治工作手册》，印发武汉市所有医疗卫生机构，并在全市范围内开展相关培训。1月15日，国家卫健委发布新型冠状病毒感染的肺炎第一版诊疗方案、防控方案。1月18日，国家卫健委发布新型冠状病毒感染的肺炎第二版诊疗方案。诊疗方案的更新速度之快得世界卫生组织的肯定，其更新轨迹生动地反映出探索风险应对方案的艰难过程。

| 第二节 |

典型案例：意大利的新冠肺炎疫情发展

1. 背景

当新冠肺炎疫情最初暴发时，大多数欧洲人觉得这只是发生在遥

远的亚洲的一场流行病，没有多少人能想到很快会发生在自己身边。2020 年 1 月，除了意大利外，欧洲共报告 8 例新冠肺炎患者，全部是输入性病例。

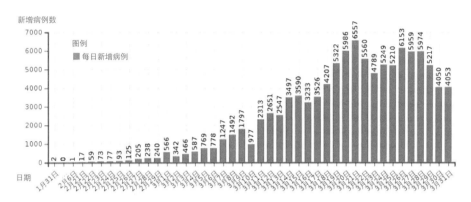

图 5-1　意大利每日新增病例数（2020 年 1 月底至 3 月底）

2. 外防输入（1.31—2.20）

1 月 31 日，意大利监测到了最早的两例输入性新冠肺炎病例。意大利总理孔特当天宣布，将暂停往返意大利的所有大中华地区的航班，包含中国香港、澳门、台湾，并宣布进入为期 6 个月的紧急状态。意大利是欧洲第一个宣布进入紧急状态的国家。

接下来，2 月 10 日，世卫组织警示各国应当抓住当前的窗口期采取遏制措施。2 月 13 日，欧盟各国卫生部长会议研判新冠肺炎可能演变为蔓延全球的大范围传染病。到 2 月 19 日之前，欧洲共有 16 个输入性病例，还有 28 例本土新冠肺炎患者。

此时，意大利仅仅有 3 例病例，整个社会似乎还没有准备就绪。意大利北部最早暴发疫情的米兰、威尼斯是欧洲乃至世界的旅游胜地，依然游人如织。意大利球迷们更关心的是拥有 C 罗的尤文图斯队能否顺利拿下法甲的里昂俱乐部，从而挺进欧冠八强。

3. 内防扩散（2.21—3.20）

2 月 21 日，意大利确诊了 20 例病例，此后一发不可收拾。一名意大利卫生部门确认的"1号病人"至少直接传染了十多人，间接导致了近千人的感染。自此以后，意大利逐步加大了防控力度。但实际情况是外紧内松，内防扩散的效果并不好。

2月22日，意大利公民保护部部长宣布，意大利已有79人确诊感染新冠病毒，其中2人死亡。当日，意大利成立2019冠状病毒病应急委员会，由公民保护部部长安杰洛·博雷利率领。委员会颁布严厉的法令，对北部11个城市的5万多名居民实行隔离检疫。没有特别许可，任何人都不能进出该地区。只有专门运送食材或物资的车辆，才能凭证进出封锁区。在出现本地确诊病例后，行政令未涵盖的克雷莫纳地区也主动宣布"封城"。对于疫区周边城镇，也设置了次级警戒区域，采取"宵禁"措施。威尼斯市政府宣布，取消年度最大的嘉年华聚会，关闭当地知名景点圣马可大教堂和凤凰剧院；酒吧、舞厅每日18时至次日6时不得营业，以避免群聚性感染；3月1日前，所有博物馆不对外开放；3场意甲足球赛延期。

3月8日，将隔离检疫的范围扩大到伦巴第大区所有省份及威尼托、艾米利亚－罗马涅、皮埃蒙特和马尔凯四个大区的14个省份，影响1600万名居民。

3月10日，孔特签署法令，进一步禁止全国举行集会、体育活动，并宣布全国封锁，非必要的外出要全部禁止。

3月19日，意大利境内病例达到41035个，超过中国和伊朗的总和，成为疫情的全球中心点。

4. 严防死守（3.21—3.31）

3月21日，意大利确诊病例超过5万例。孔特宣布全国停止所有非必要的生产活动，关闭所有的公园和其他公共场所。自此，意大利被迫在全国范围内实施最严厉的防控措施。

3月30日，意大利确诊病例突破10万例，成为继美国后第二个新冠肺炎确诊病例超过10万人的国家。

3 月 31 日，意大利高等卫生研究院院长布鲁萨费罗表示，意大利新冠肺炎疫情的增长曲线正趋于平缓，疫情进入平台期。

5. 点评

意大利 1 月 31 日便阻断了所有中国航班，并在欧洲第一个宣布进入紧急状态，措施极端且迅速。但是由于在其国内初期没有采取有效的应急准备与防控措施，却转而陷入被动。

| 第三节 |

预警响应的经验教训

预警响应应当决策迅速、措施周延。可是，由于预警响应期在风险源鉴别、检测等认识上的困难，人们对重大风险尤其是新型风险的危害性缺乏清晰的认识和感受，很容易有防控方案不成熟、防控行动不到位的情形发生。不过，只要按照科学严谨的路径应对，依然可以做出正确的判断并有力推动预警响应工作。

一、必须采取系统的预警响应措施

预警响应需要在人的思想认识、应急队伍与应急物资准备等方面为可能发生的危机事件准备就绪。其成效取决于社会动员、制度保障、物资支撑等方面工作是否做到位。

盲目寄希望于已有的风险管控手段、在社区防控方面出现漏洞是意大利在初期"外防输入"阶段的主要教训。意大利政府在 2020 年1 月 31 日第一个宣布进入紧急状态并对中国进行全面的防堵后，主要是加强了对与中国相关人员的检疫、对境内患者隔离和治疗、对密切接触者隔离观察等直观上应当采取的防控措施。由于没有采取进一步预防性的社会面防控措施，为其他来源的病毒传播打开了"方便之门"。也由于对疫情大规模发展的医疗保障准备不足，导致后期发生医疗资源"挤兑"。

二、公众的配合是有效防控风险的基础

在预警响应阶段，动员公众参与风险防范是必不可少的。这一方面是为了使公众主动防范以避免或减少受到风险的侵害；另一方面也是取得公众对应急响应工作的理解和支持。不少国家在预警响应期的重要教训正是没有很好地动员公众。

在意大利，政府没有开展有效的公众防疫教育，也没有采取有效的保持社交距离等措施。

在预警响应期，公众自身的远见和自律也非常重要。在意大利，一个有 5 万人的普拉托镇华人社区就成为这样的模范社区。意大利托斯卡纳大区卫生部门高级官员伦左·贝尔蒂说："意大利的死亡病例比全球任何国家都多，可是在普拉托，甚至没有一个华人感染。"普拉托华人社区起源于从事纺织业的中国人聚居。2020 年 1 月底，许多人从中国过完春节返回意大利，就互相告诫"待在家里"。所以，当意大利人像往常一样去滑雪场滑雪，并且挤满了咖啡馆和酒吧时，普拉托的华人街区人迹稀少、商店关门，大家都严阵以待。例如，2 月 4 日，出生在中国的商人周先生从中国飞回普拉托家中。到家后他立刻把自己关在一间卧室里，与妻儿隔离了 14 天。自我隔离结束后，他出门都戴着口罩和手套。他说："我的意大利朋友都很奇怪地看着我，我试了很多次劝说他们戴上口罩和手套，但他们就是不理解。"米兰一家餐厅的吴老板也说，自己 2 月曾敦促意大利同行关门歇业，但大多数人都像看怪物一样看着他。"没人相信疫情会在意大利发生。"

三、专业力量支撑是有效防控风险的保障

预警响应期对于风险源鉴别与检测、对于风险的危害性、制定防

控方案等都离不开专业力量。可以说，专业力量在预警响应期对防控风险发展发挥着主力军的作用。

在我国，1 月 19—20 日国家卫健委高级别专家组的调研工作尤其体现了这一点。专家组通过调研确认了新冠肺炎人传人，向国家如实作了汇报，向全社会作了说明，推动了疫情防控在全国范围内迅速展开。

在意大利，某些专家对防控的不同意见则起到了反面作用，助长了人们的麻痹大意心态。1 月 23 日，中国疫情暴发并引起全世界关注后，意大利米兰萨科医院临床生物学、病毒学和应急生物诊断学实验室主任玛莉亚·吉斯蒙多开始在媒体上谈论意大利该如何应对疫情。她在接受媒体采访时表示，意大利无须对中国武汉的疫情紧张或过度警惕，不要危言耸听和制造恐慌，只要保持适当的关注即可。当然，此时在其他欧美国家，也有一些专家乃至卫生官员仍然将新冠肺炎疫情当作一种"强流感"对待，告诉民众无须恐慌，一切照旧，也无须戴口罩。

一直到 2 月 24 日疫情已经显现出将要暴发的情况下，吉斯蒙多在接受媒体采访时，仍然不认为意大利的疫情有多么可怕，反倒认为当时官方的应急措施太疯狂。她认为新冠肺炎只是一个"比流感强一点儿"的传染病，因为当时她看到的来自世卫组织和意大利的数据都显示，新冠肺炎在意大利的致死人数还没有流感造成的死亡人数多；且死亡者也多是老年人和有基础病的人，而绝大多数感染新冠病毒的病例只是轻症甚至无症状。她还表示从经济角度看，恐慌地应对会给社会造成很多困扰。2 月 26 日，吉斯蒙多仍坚持认为，事实会证明她说的是客观的和正确的，人们也最终会越来越同意她的看法，即这场疫情并不可怕，意大利并没有处在战争状态，只是媒体和政客们在不断地给公众洗脑，人为地制造恐慌。这种言论在当时影响很大。甚至到了 3 月 4 日，她在接受意大利媒体采访时，仍顽固地认为新冠肺炎的传染性和病死率只是比流感高"一点儿",并称自己的结论是基于事实和数据的。后来,在意大利的新冠肺炎疫情愈演愈烈,感染人数逼近万人时,她成为意大利网民愤怒声讨的对象。

四、盲目自信妨碍有效防控风险

在预警响应期,风险的不确定性和复杂性决定了人在风险面前应有适度的谦卑,而盲目相信自己的某些"优势"只会贻误时机。

在疫情防控过程中,包括意大利在内的欧洲国家的一些人盲目的自我优越感就影响了他们的判断。有意大利媒体称吉斯蒙多说的是对的,中国采取严厉的防控措施是因为"中国的卫生系统没有意大利先进,(中国)民众的生活习惯和社会经济条件也不同于欧洲国家"。英国《经济学人》杂志也在一篇文章中宣称,他们通过分析"数据"发现"民主"国家的新冠肺炎死亡率更低,因为"民主"国家的信息可以自由地流动,公众可以对问题进行公开探讨,能督促政府及时调整疫情策略。这反映出欧洲舆论场不仅没有吸取中国的经验教训,甚至还有些傲慢地认为他们"先进"的卫生系统和"民主"政体能更好地应对新冠肺炎疫情。当然,实际情况是,这些观点导致疫情信息的混乱,进而影响了社会对于疫情的认知和防护效率。

| 第四节 |

怎样做到有效的预警响应

一、明确重大风险预警响应原则

风险预警响应面对的不确定性明显,形势判断难度大,采取措施阻力大。这就更加需要坚持理性的预警响应原则。

1. 主动响应、及早预警

预警响应期往往是防控风险发展扩大的有利时机，其机会窗口时间短，应对风险机不可失，预警响应因此贵在及时主动。在预警工作节奏上，要坚持早研判、早决策、早预警、早沟通、早行动，牢牢把握预警的主动权。

2. 依法依规、科学决策

预警信息和预警行动可能会给社会正常运行带来干扰，甚至涉及经济利益损失。这就要求严格依照有关法律法规要求，在科学依据的基础上，坚决而审慎地作出决策。

3. 信号清晰、信息通达

预警的基本要求是广而告之，预警响应的基础是信息通达。所发出的预警信息要清晰、迅速广泛告知被预警者。对于社会公众，只有使其知道可能到来的风险是什么、应当做什么，才有可能使他们的思想意识和行为准备就绪，主动采取有效的防范风险行动。

4. 超前行动、适度冗余

预警行动的目的既是应对当前显现出的风险危害（如果已经出现危害），更是要为下一步可能演化出的险恶局面做好充分准备。所以预警行动必须做到在时间上超前准备、超前行动，在力度上适度冗余、宁大勿小。

二、完善重大风险预警响应制度

在监测预警体系建设方面，我国已初步建立了气象灾害、城市内涝、山洪地质灾害、地震灾害、海洋灾害、农业病虫害、森林火灾、野生动物疫病等监测预警体系。但是，安全生产、公共卫生、社会安全等领域的风险监测预警体系仍有很大的提升空间。要加强制度建设，提升灾前信息发布和预警能力，提高预报预警时效性、准确率和精细度。

1. 完善预警决策机制

要构建政府主导、专业机构广泛参与的预警决策机制。要建立有关部门和机构、专业技术人员、有关专家学者定期不定期对突发事件信息进行分析评估、预测突发事件的制度；要提高预警决策系统的灵敏度，对于可能需要作出预警决策的事项及时启动预警决策程序。

2. 规范预警发布机制

要完善预警的法律法规，构建多灾种预警标准体系。在现代社会，政府经常发出各种风险预警应当成为常态。有关法律法规和应急预案应当明确预警发布制度，使各级政府能够在应当发布预警时，规范地发布预警。预警发布要采用多种方式，包括传统媒体和新媒体传播预警方式，提高灾害预警覆盖率、时效性、准确率和传播率，为灾前应急处理预留更多的时间。要加大协调电视、手机服务商提供预警信息发布渠道的力度，建立统一灾害预警信息管理与服务平台，打通突发事件预警信息传递的"最后一公里"。

3. 完善预警响应机制

进一步规范发布预警后的预警响应行动机制。《中华人民共和国突发事件应对法》分别列举了三四级和一二级预警行动清单。有关规定可在此基础上细化一至四级预警之后的预警行动清单。例如，明确四级预警行动的重点是动态形势研判与风险信息沟通；三级预警行动的重点是增加若干被动风险防范措施（如避险转移）；二级预警行动的重点是进一步增加主动风险防范措施（如抢险救援专业队伍与资源到位）；一级预警行动的重点是采取全方位的风险防范措施。

4. 建立预警响应监督机制

要建立有效的预警响应的监督和检查机制。这一机制能够动态发现风险事件和内外环境信息的变化，以便及时调整风险应对措施。对于预警响应工作要实施绩效评估管理。有关制度应当明确预警和采取预警响应行动责任条款，如未能及时依法预警和采取预警响应行动的，要依法追究责任。

三、提升重大风险预警响应效能

2019 年 9 月 3 日，习近平同志在中央党校（国家行政学院）中青年干部培训班开班式上发表重要讲话指出，领导干部要有草摇叶响知鹿过、松风一起知虎来、一叶易色而知天下秋的见微知著能力，对潜在的风险有科学预判，知道风险在哪里，表现形式是什么，发展趋势会怎样，该斗争的就要斗争。在重大风险预警响应工作中落实这一精神要做到以下四个方面。

1. 早研判，及时确认风险

形势研判活动，是指在相关岗位上的管理者对突发事件信息的捕获、加工、研判的过程。管理者往往需要根据有限信息对形势加以综合，作出相对准确的判断。在信息不完全或不足以促成准确判断时，就要抓主要矛盾，根据有限的、关键的信息，进行合理推断，大胆地作出研判。要主动向有关专业力量咨询，不仅要咨询风险直接相关专家和专业机构，也要向综合风险管理专业人士进行咨询。为了预测可能的复杂风险形势演变，管理者要在已有客观信息基础上，推演可能出现的复杂危机情境，借鉴所构建的危机情景"剧本"努力作出符合逻辑的推断。

2. 早决策，及时作出决断

通过审慎的专家咨询与形势研判，可能会预判重大风险事件将要发生。此时，管理者就要在形势研判的基础上，以大无畏的斗争精神，勇于承担责任，敢于作出决断。

3. 早行动，及时部署资源

作出预警决策后，就应进入"作战"准备状态。要及时发出清晰的预警信息，按照预案和有关法律法规要求采取全面到位的预警行动。在思想上，要把有关人员的思想动员起来；在行动上，救援人员、物资保障等都要准备就绪，形成严阵以待之势。

4.早告知，及时动员群众

预警要发挥作用，除了应急系统内部要运转起来，全社会也要准备就绪。要让公众清楚了解可能发生什么，政府将要做什么，自己又该如何配合或注意哪些事项。在预警过程中，难免会出现恐慌情绪和舆论杂音，这就需要讲求沟通的力度、节奏，以及问题的主动应对之策，避免片面图省心省事而沟通动员不到位，或者粉饰太平、回避风险。

第 六 章

赛跑
危机事件先期响应

当风险演变成为危机事件，其破坏力开始迅速显现。相应地，先期响应工作开始与其直球对撞、同道赛跑。先期响应联结战术与战役，关键要行动快、抓好重点，主要动作依然是战术性的；但是此时也要开启全方位谋划，启动战役布局。

｜ 第一节 ｜

风险的挑战

战役已经正式打响，就要在对战场形势准确把握的基础上，迅速采取有效措施。一些突发事件从一开始便将其严重危害性暴露无遗（如大地震），这时相对而言，比较容易作出坚定的响应决断。而对于一些渐发型危机来说，由于其真实面目有一个逐渐显露的过程，从形势研判到响应决断，再到处置行动就容易延迟、犹豫不决、陷入两难选择。

一、风险处置的专业技术难度大

在重大风险事件处置初期，要么由于处置任务量大，要么由于事件的新颖性而缺乏相应的有效手段，风险处置的技术难度不小。如地震灾害现场救人难主要是救援能力一时跟不上。

此次疫情暴发后，1月22日，国家卫健委印发《新型冠状病毒感染的肺炎防控方案（第二版）》；同日，国家卫健委办公厅、国家中医药管理局办公室印发《新型冠状病毒感染的肺炎诊疗方案（试行第三版）》，细化了中医治疗方案相关内容。此后，两个方案又不断更新。这表明，对疫情防控的专业层面挑战多、难度大，需要不断深化。

二、响应措施面对两难选择

突发事件初期应对过程中，开展严格的社会管控往往有利于隔离危险源、便于抢险救援。但是防控行动也会带来社会生活不便和经济损失，影响经济社会正常运行。1月23日，武汉疫情防控指挥部发布1号通告，10时起机场、火车站离汉通道暂时关闭。作出这一决断需要极大的勇气，"封城"会给人民生活带来严重不便；不"封城"，会加速疫情向全国蔓延。这是极其艰难的权衡过程。

| 第二节 |

典型案例：英国新冠肺炎疫情初期响应

英国历史上擅长制度建设，也是世界上最早建立起完备的公共卫生体系的国家。此次疫情应对考验着其制度文明成果。

1. 启动防堵措施

2020年1月22日，英国卫生和社会保障部宣布疫情风险从"非常低"提升为"低",原因是外部输入到英国的可能性加大。伦敦希思罗机场加强了对来自武汉航班的监控;所有旅客都要接受海关卫生小组检查。这一阶段事实上进入了英国官方所指的防堵(Containment)阶段,可以视为预警响应阶段。

1月31日是英国极不平常的日子。这一天,英国政府从武汉撤侨的飞机降落在伦敦,同时也首次确诊了两个病例。当日23时,英国正式脱离欧盟,结束了长达47年的欧盟成员国身份。

此后,英国疫情发展缓慢。到距离首个病例出现一个月后的3月1日,英国累计确诊病例增至36例。3月3日,英国公布了政府应对新冠肺炎疫情的行动计划。

3月6日,英国确诊数已上升至163例,死亡2例。英国首席医学顾问克里斯·惠蒂教授表示,根据疫情的最新发展,英国将进入防疫的第二阶段——"延缓"(Delay)。

2. 正式进入延缓阶段

3月12日,英国累计新冠肺炎确诊病例增至590例,与前一天相比新增130例。英国政府在召开内阁紧急会议之后宣布,疫情应对措施从"防堵"阶段进入"延缓"阶段,进一步提升了防控力度。英国首相鲍里斯·约翰逊与英格兰首席医务官、政府首席科学顾问克里斯·惠蒂共同出席了记者会,明确表示本次新冠肺炎疫情是"我们这一代人所经历的最严重公共卫生危机",呼吁出现咳嗽与发热症状的人居家自我隔离一周时间,普通公众要自我克制,最好不要前往国外修学旅行,患有慢性基础疾患者不要参加任何游轮旅游等。从这一天开始,英国事实上正式进入危机事件的先期响应阶段。

即便如此,英国采取了不同于中国的抗疫模式,即不是严格控制病毒的传播,只是试图减缓疾病传播速度。

3月16日,约翰逊表示民众应当减少不必要的外出旅行和与人接触。英国首相府决定有关疫情的新闻发布会改为每日发布。

3月17日，英国政府公布财政纾困措施以应付疫情下的经济问题，经济有困难人士将有为期三个月的缓交房贷期；政府将向各行业商户提供价值3300亿英镑的贷款纾解新冠肺炎疫情造成的亏损。

3月18日，英国宣布学校停课，所有考试取消。此前英国当局公布的防疫措施不包括学校停课，而英国联署网站有60多万民众要求停课。

3月20日，约翰逊下令无限期关闭全英国的酒吧、餐厅、剧院、电影院、体育馆等公共场所。英国财政部宣布政府将为因新冠肺炎疫情无法工作的雇员支付80%的工资，每月最多可达2500英镑。

3. 全面启动应急响应

3月23日起，英国开始进入为期三周的全国封城防疫状态。这标志着该国进入全面响应阶段。

3月31日，英国新冠肺炎确诊病例累计25150例，死亡病例1789例。内阁办公厅大臣迈克尔·戈夫表示，民众遵守"保持社交距离"规定至关重要，这"将持续相当长一段时间"；政府正全力提升病毒检测能力，目标是每天可检测2.5万次以上。此前，因检测能力和医疗机构应对能力有限，英国一度要求轻微症状患者自行在家隔离，导致实际感染人数持续增加。英国政府首席流行病学顾问尼尔·弗格森表示，英国的"禁足令"应一直持续到6月。

4. 全国上下行动起来

进入全面响应期，英国上下终于行动起来了。3月下旬起，英国各地加紧建设方舱医院。"南丁格尔"临时医院在4月初开始接收患者，该医院由伦敦ExCel会展中心改建而成，初期提供500张配有呼吸机的床位，饱和情况下能容纳4000名患者。全英范围内将陆续建成10座类似的方舱医院。

英国护理和助产士理事会、英国总医务委员会向近3年内离开医护岗位的人员发出倡议，希望他们重返国家医疗服务体系，填补疫情期间的人手短缺。一些医护专业学生也将提前毕业，投入抗疫一线工作。英国政府发出招募后勤服务志愿者的倡议。之后两天内有 60 万英国民众报名，远超 25 万人的招募计划。随后政府又将志愿者招募规模提高到 75 万人，也达成了目标。

多家企业也纷纷响应政府号召改建生产线，生产包括呼吸机在内的急需医疗物资。英国石油化工公司、酿酒厂等利用其原材料优势开始生产酒精消毒洗手液。此外，英国政府还安排从海外采购数千台呼吸机。

5. 点评

英国的新冠肺炎疫情应对经历了一个曲折的、逐步升级的过程。其中的经验教训值得深入研究。

| 第三节 |

先期响应的经验教训

重大突发事件的先期响应应当决策果断、措施有力。当然，在先期响应过程中，处置任务陡增、准备可能不足、工作难度极大，世界各国都有很多经验教训。

一、遏制风险必须痛下决心

当风险发作的信号已经十分明确，就要立即启动应急响应。若当断不断，将反受其乱。

在我国，到 2020 年 1 月 20 日，当报告的新型冠状病毒感染的肺炎病例达到 201 例、专家研判已经出现了人传人和医务人员感染时，中央政府果断启动国家应急响应。这天，习近平同志指示，各级党委和政府及有关部门把人民群众生命安全和身体健康放在第一位，采取切实有效措施，坚决遏制疫情蔓延势头。当天的国务院常务会议决定将新型冠状病毒感染的肺炎纳入乙类传染病、采取甲类管理，全面部署疫情防控工作。国务院应对新型冠状病毒感染的肺炎疫情联防联控工作机制随后启动。

1月22日，鉴于疫情迅速蔓延、防控工作面临严峻挑战，党中央明确要求湖北省对人员外流实施全面严格管控。1月23日凌晨2时，武汉疫情防控指挥部发布1号通告，10时起机场、火车站离汉通道暂时关闭。交通运输部紧急通知，全国暂停进入武汉的道路水路客运班线发班。国家卫健委等六部门发布《关于严格预防通过交通工具传播新型冠状病毒感染的肺炎的通知》，要求做好汽车、火车、飞机等交通工具和车站、机场、码头等重点场所卫生管理工作，最大限度防止疫情扩散蔓延。

1月23日，广东、浙江、湖南成为全国第一批启动一级响应的省份。其他各省市在这一阶段纷纷启动一级响应。

在英国，我们看到政府决心不足，启动应急响应行动迟缓延误了时机。3月6日，英国确诊数已上升至163例，根据中国的疫情发展经历，这是非常危急的态势。英国首席医学顾问克里斯·惠蒂教授也表示，根据疫情的最新发展，将进入英国防疫的第二阶段——"延缓"。可是事实上，3月12日，英国政府才正式宣布，疫情应对措施从"防堵"阶段进入"延缓"阶段，呼吁出现咳嗽与发热症状的人们居家自我隔离一周时间。

3月16日，《刺针》杂志总编辑李查·荷顿在《卫报》上表示，他们早在1月24日就发表了关于2019冠状病毒病的论文，这个疫情危机本来是可以预防的，而政府浪费了七周的时间。他质疑英国政府为何之前一直没有行动。

二、处置措施必须坚决有力

启动应急响应之后，就要采取坚决有力的措施防控风险。这就需要领导部署到位、各项工作推动到位。

在我国，1 月 20 日，李克强同志主持召开国务院常务会议全面部署了新冠肺炎疫情防控工作：（1）依法将新型冠状病毒感染的肺炎纳入传染病管理，按照多部门联防联控机制和突发公共卫生事件应急预案，进一步做好防控工作。（2）坚决遏制疫情扩散，落实属地责任。武汉市要严格落实防控措施，把好相关市场关闭、野生动物管控和机场、车站、码头等体温筛检关口。各地要因地制宜落实重点场所和公共交通工具的通风、消毒、测体温等必要措施，同时加强监测和预检分诊，确保疫情及时发现、有效处置。（3）落实早发现、早报告、早隔离、早治疗和集中救治措施，调配精干力量和医疗资源，加强患者医疗救治费用保障，全力做好患者特别是重症患者救治。加强各类医院的防控措施，严格控制医院感染，强化医务人员防护。（4）坚持公开透明，及时客观向社会通报疫情态势和防控工作进展，统一发布权威信息。科学宣传疫情防护知识，提高公众自我保护意识。加强与世卫组织、有关国家和港澳台地区沟通合作。（5）加强科研攻关。在已查明病原基础上，尽快查明传染源、传播途径，密切跟踪病毒毒力、传播力变化，做好应对疫情变化技术准备。

1 月 20 日，全国疫情防控工作电视电话会议召开。孙春兰同志强调，各地要落实政府责任、强化属地管理；加强防控技术科研攻关，尽快明确诊疗程序、有效治疗药物、重症病人抢救措施；要严格零报告制度，普及防控知识，做好与国际社会沟通合作。1 月 22 日，孙春兰在湖北省武汉市检查指导疫情防控工作，慰问一线防控人员。她强调，要依法科学加强联防联控、群防群控，采取更细致、更深入、更扎实的举措，全力遏制武汉疫情扩散蔓延，维护人民群众生命安全。1月23日、24日，孙春兰连续召开国务院联防联控工作机制会议，分析研判疫情形势，部署落实疫情防控各项工作。

在英国，一度出现官方信心不足，应急行动力度明显不足的情况。3月6日，英国首席医学顾问克里斯·惠蒂教授建议进入"延缓"阶段；到3月12日，英国政府才正式宣布"延缓"。之后的3月18日、20日、23日，英国先后决定学校停课，无限期关闭全国的酒吧、剧院、体育馆等公共场所，以及最后全国封城防疫。这期间防控措施逐步升级、到位，前后耗时18天之久。

三、必须尽快建立高效指挥体系

高效的组织指挥体系是全方位开展应急处置的组织前提，也是先期响应阶段要首先明确建立的。

在我国，1月20日，国家卫健委牵头建立应对新型冠状病毒感染的肺炎疫情联防联控工作机制，成员单位共32个部门。联防联控工作机制下设疫情防控、医疗救治、科研攻关、宣传、外事、后勤保障、前方工作等工作组，分别由相关部委负责人任组长。此后，联防联控机制升级成为国务院应对新型冠状病毒感染的肺炎疫情联防联控工作机制。联防联控工作机制展开一系列应急响应工作。其中，为了加强疫情监测报告工作，从1月20日起在全国范围内实行新型冠状病毒感染的肺炎病例日报告和零报告制度，从1月21日起每日汇总发布全国各省份确诊病例数据。

各省市也都启动了各自的应急指挥机制。例如，在广东省，1月20日确诊首例输入性新冠肺炎病例。1月21日上午，广东省委常委会召开会议，要求把疫情防控工作作为当前最紧迫的重要政治任务来抓。成立防控工作领导小组，省委书记任组长，省长任常务副组长（此后，参照省里做法，各地市到镇村迅速成立相应组织指挥机构）。1月21

日下午，广东省政府新闻办举行第一场新冠肺炎疫情防控工作专题发布会——这是全国第一场新冠肺炎疫情省级新闻发布会，开启了广东应急状态下的疫情信息公开机制。1 月 23 日，广东省启动一级响应后，启动省应急指挥部，下设"一办九组"，省委常委、常务副省长任指挥部办公室主任。随后发布 16 条应急响应措施，构建全面防控体系。此后每天 19 时，广东省指挥部召开工作例会，当晚议定事项通知文件不过夜，指导各成员单位第二天工作，并在第二天例会上汇报议定事项的落实情况，通宵达旦工作成为常态。

这些组织措施在此后的长时间应急响应过程中，有力地保障了应急处置工作。

四、专业应对措施必须有力有效

突发事件处置有很强的专业性。在应急处置初期，重点工作是抢险，专业应对工作处于核心地位。专业部门对技术路线作出判断，并拿出有力的处置方案是初战取得成效的又一关键因素。

此次疫情的先期响应，我国国家卫健委在 1 月 22 日即牵头部署了一系列工作。

分区防控层面：（1）对湖北省武汉市，制定完善病例诊治、应急监测、流行病学调查处置、采样检测等技术方案；把好"入口关""出口关"，全力遏制疫情进一步传播扩散。（2）对已发现病例省份，强化疫情监测应对，落实"五早"措施（病例的早发现、早报告、早隔离、早诊断、早治疗），调配医疗资源加强病例救治，做好密切接触者追踪管理、医院感染防控和实验室生物安全等工作，开展爱国卫生运动，加大环境卫生整治力度，延缓疫情传播。（3）对未发现病例省份，制定完善应急预案和工作方案，重点做好负压救护车、负压病房、诊疗专家、治疗药物、检测试剂、消杀药械和防护用品等疫情应对准备，开展医务人员培训，确保一旦出现疫情能够规范有效处置。（4）对人群密集场所、医疗机构的疫情防控也分别采取相应的措施。

人员分类防控层面：（1）对重症病例实行"一人一案"，派驻国家级医疗专家指导医疗救治工作，尽最大努力减少重症和死亡。（2）对确诊病例和疑似病例，调配优质的中西医医疗资源，全力做好救治工作，规范开展流行病学调查和密切接触者追踪管理。（2）对病例密切接触者，做好追踪管理、医学观察、体温监测等工作。（3）对医务人员，加强业务培训和安全防护，严防医务人员感染。（4）对公众，采取多种形式进行疾病防控知识科普宣教，提升自我防病意识和能力。

在英国，在应急处置的关键时期，开始了是否采用群体免疫策略的争论。3月13日，英国政府首席科学顾问帕特里克·瓦兰斯表示，如果采取严厉措施来抑制病毒，疫情会出现反弹，所以英国的抗疫目标应是让整个社会产生群体免疫（通过使大量人员感染而自然抑制疫情），而不是完全抑制疫情。按照这样的逻辑，既然病毒扩散无法阻挡，那么工作的重点就要转移到尽可能拖延疫情的蔓延速度上，从而避免患病高峰过早、过强，为医疗系统赢得充分准备的时间。不仅英国，德国等国家也表示要与病毒"长期共存"。

"群体免疫"被批评者认为是拿公众做实验。3月14日，英国免疫学学会发表公开信，对政府的群体免疫策略提出质疑。截至3月16日，英国本地501名和40名国际科学家及大学教授联署发表公开信，认为政府的群体免疫策略不可行，应该采取社区隔离，甚至以更强的措施控制疫情。英国联署网站有28万民众要求政府学习意大利的封锁隔离措施。最后，尽管英国政府还是回到了严控、隔离这样的有效防控轨道上，但早期的专业化应对方针偏差也的确对英国的行动迟缓负有责任。

| 第四节 |

怎样做到有效的先期响应

一、明确危机事件先期响应原则

先期响应有如军事行动的初战，"战机"稍纵即逝，出手必须坚决，行动必须果断，措施必须有效。

1. "战时"状态、快速响应

危机应对关乎生命与重大国家利益。时间就是生命、就是存亡。启动应急响应就应当进入"战时"的精神状态。要把各项应急响应工作迅速地做起来。要做到夜以继日、争分夺秒。要快速了解灾情、快速启动响应、快速组织救人、快速组织抢险、快速通报信息。

2. 把握时机、抓好关键

机不可失，时不再来。一些关键环节如果错失了机会窗口就错失了最佳处置时机。一般说来，控制交通秩序、控制各危险源、控制民生资源、建立应急通信、确立专业支撑都是此时需要抓住机会做的。极端情况下，宣布进入局部紧急状态都是选项。

3. 专业处置、系统应对

面对复杂而专业性很强的重大危机，应急指挥机构应当充分听取各方面专家意见，切实采取专业化处置措施。要针对综合协调、救援救助、危机沟通等方方面面系统开展应急响应工作。

4. 全面动员、广泛参与

应急指挥机构要以应急响应为第一要务，其他一切工作为应急处置让路。要把抢险救援力量、社会救助力量乃至人民群众全面地动员起来，使全社会广泛参与应急处置工作。

二、完善危机事件先期响应制度

1.完善突发事件应急响应启动机制

有关规章和应急预案、处置手册要明确突发事件响应级别的定义、启动相应级别应急响应的条件、启动应急响应的程序。要明确由谁来批准应急响应级别、谁来宣布启动响应、谁来组织实施响应工作等。应尽量减少报告环节，便于在需要时尽快启动响应。

2.规范应急领导指挥体系

有关规章和应急预案要明确规定领导指挥体系。启动应急响应后，应急指挥体系应当根据规章和预案的规定自动运作、自动生效。只有当已有规定的确不适应突发事件应对需要时，才在已有规定基础上提出动议，临时相机决定指挥体系的构成。

在指挥机制的体系结构方面，要尽快在国家顶层设计层面明确规范化的组织结构，并在国家突发事件总体应急预案和有关标准规章中作出规定。这有助于降低事发时临时进行组织安排的时间成本，也有助于落实应急处置责任制。

3.完善先期响应工作流程与责任制

有关规章和应急预案要明确启动应急响应后各行为主体在先期响应阶段的工作任务清单和工作流程。

这一阶段要突出综合指挥、抗灾抢险、人员救助、危机沟通的核心重点工作。首要目标不是做细、做好，而是快做、早做。从监督方面的规范来说，要重点监督是不是快速控制灾情、快速救人于水火，而不是人财物管理是否严格符合常态下的程序要求等细节。

三、提升危机事件先期响应效能

习近平同志指出："要提高风险化解能力，透过复杂现象把握本质，抓住要害、找准原因，果断决策，善于引导群众、组织群众，善于整合各方力量、科学排兵布阵，有效予以处理。"在重大突发事件先期响应中，各级党委、政府是应急指挥中枢，负有全面领导应急响应工作的重要职责。其主要工作包括如下方面。

1. 指挥协调

这一阶段应急指挥协调机制（突发事件应对领导小组、应急指挥部、联防联控机制等）的响应重点是尽可能多地掌握灾情信息，立即启动应急响应机制，按规定及时准确报告灾情信息，确立本级党委政府的指挥部组织结构。具体工作有：

掌握信息：迅速向有关部门和事发地政府了解灾情；迅速联系国家和地区有关监测部门了解或报告灾情信息，作出初步形势研判；向上级机关报告情况。

启动响应：决定启动什么级别应急响应；迅速启动应急响应，指挥部有关成员到岗到位；根据专业部门意见和对灾情的判断决定安排有关领导和指挥部成员赶往抢险救灾一线，或者派出工作组或前方指挥部赶赴受灾中心区域；决定是否向毗邻地区或国际组织寻求支持。

指挥处置：以控制危险源为重点，对有关机构、下级单位发出紧急响应的指令和要求；协调和指挥有关救援力量赶赴灾区。

2. 人员救助与救治

应急处置要以人为本，迅速组织解救受困人员、医治受伤人员、拯救人员生命是人员救助救治工作的核心。具体工作有：

根据对受灾区域人员救援需求的判断，组织内外应急救援力量赶赴灾区开展抢险救援；根据对灾区受害人员救治需求的判断决定派出相应的应急医疗队伍。

根据初步的对灾区群众安置需要的判断，迅速准备和调集应急储备物资；在受灾地区组织搭建人员安置场所。

3. 设施恢复与保障

各种基础设施的功能恢复与保障是顺利开展救助救治工作的基础，也是抢险救援工作的主要内容。具体工作有：

启动工作机制：各有关部门和系统迅速启动基础设施保障的指挥机制或支持机制。

灾情调查监控：派出灾情调查、基础设施恢复等方面的专家到灾区指导工作；对监控的重要设施、脆弱点、危险源等实行监控，采取措施防止意外事件发生。

保障交通通信：迅速对交通畅通作出安排，必要时实行交通管制；迅速搭建应急通信网络，保障应急指挥通信畅通。

基础设施抢险：对于被损毁的房屋建筑或危险设施等进行紧急控制或恢复；迅速组织或督促有关部门开展对道路、通信、供水、供电等基础设施损坏的调查、紧急维护等工作，力争保持最低限度的保障水平；就基础设施恢复的难点问题，协调有关专业力量加以解决。

4. 危机沟通

重大突发事件发生初期，社会亟需灾情信息和官方指导性信息。危机沟通也需要及时、迅速，尽量做到准确。具体工作有：

提供信息：第一时间向社会公众发布真实的灾情信息；在查明基本灾情和启动救援后，尽快召开第一次新闻发布会，发布灾情、救援情况和对公众的行动建议；利用政务微博和灾区广播电台等不断发布后续信息。

广泛动员：动员主要媒体配合开展有关工作；通过广播电视等向全社会发出抢险救灾的号召；对各类志愿者参与救灾提出指导意见，推动有序救灾。

风险治理领导力之二
重大风险治理的战术领导力

从风险情况不明，到风险显露，再到风险发作，战术性风险治理过程充满困惑、困难、陷阱与凶险。此时对领导力的考验是智慧的考验、能力的考验。领导集团需具备如履薄冰的警惕之心，只有精细地观察研判、果断地决策才能把握主动权。

此次疫情应对生动地说明了这一点。疫情前期的很多情况不明，在武汉这样的超大型城市疫情防控难度极高，加之春运期间人员流动大，全国范围的防控任务繁重。这就需要领导集体透过复杂现象把握本质，抓住要害、找准原因，果断决策、敢于斗争。

实践证明，有效的风险治理战术领导力要坚持以下几点。

一、增强对风险的政治敏锐性

要增强防范化解重大风险的忧患意识。共产党人的忧患意识就是忧党、忧国、忧民的意识，这是一种责任，更是一种担当。我们党是生于忧患、成长于忧患、壮大于忧患的政党，是在应对各种风险挑战中走过来的。现在，我国发展进入了历史上最好的时期，越是取得成绩的时候，越要有如履薄冰的谨慎，越要有居安思危的忧患意识，绝不能犯战略性、颠覆性错误，增强忧患意识、防范风险挑战要一以贯之。

要增强风险面前的政治敏锐性和政治鉴别力。对容易诱发政治问题特别是重大突发事件的敏感因素、苗头性倾向性问题，对意识形态领域各种错误思潮、模糊认识、不良现象，保持高度警惕，做到眼睛亮、见事早。"必须始终保持高度警惕，既要高度警惕'黑天鹅'事件，也要防范'灰犀牛'事件。"

中央高层是全党学习的榜样。在此次疫情发生的早期，2020年1月7日的中央政治局常委会上，习近平同志就对新型冠状病毒感染的肺炎疫情防控工作提出了要求。这是最高层首次发声，体现了国家最高层对问题的高度敏感，也是对有关方面的极大警示。到了疫情防控形势向好的时候，习近平同志依然提醒："越是在这个时候，越是要保持头脑清醒，越是要慎终如始，越是要再接再厉、善作善成，继续把疫情防控作为当前头等大事和最重要的工作，不麻痹、不厌战、不松劲，毫不放松抓紧抓实抓细各项防控工作，坚决打赢湖北保卫战、武汉保卫战。"

二、及时开展风险形势研判

预判风险是防范风险的前提，把握风险走向是谋求战略主动的关键。在风险情势不明时，做到这些又尤为困难。领导风险形势研判工作需要把握好如下几点。

首先，具体形势研判要以对大局、大势的认识为前提。正如中央所要求的，"要强化风险意识，常观大势、常思大局，科学预见形势发展走势和隐藏其中的风险挑战，做到未雨绸缪"。

其次，具体形势研判要以把握风险演化规律为基础。要认清各方面风险发展趋势和相互关联，敏锐把握风险传导、转化、联动规律。例如，在重大风险层面，要认识到经济金融风险可能会转化成政治社会风险，网络空间风险可能会酝酿成现实社会风险，外部风险可能会转化成内部安全稳定风险，国内问题可能会被境外敌对势力利用。各种风险还可能发生连锁反应。

最后，具体形势研判及时、准确与否，还要以风险形势研判能力为基础。"领导干部要有草摇叶响知鹿过、松风一起知虎来、一叶易色而知天下秋的见微知著能力。"这样方能做到对潜在的风险有科学预判，知道风险在哪里，表现形式是什么，发展趋势会怎样。

就新冠肺炎疫情应对工作而言，当疫情袭来的时候，特别是在疫情初露端倪、信息有限、科学结论不足、一些事态还没有发展起来的情况下，如何及时科学预见，对疫情与防控形势作出判断，为疫情防控争取时间、赢得主动，是对领导体制机制的考验，更是对风险治理能力的考验。党中央、国务院在疫情防控初期高度重视疫情防控工作，习近平总书记作出重要指示，李克强总理、孙春兰副总理多次作出批示，对疫情防范应对提出明确要求。2020 年 1 月 14 日，李克强主持召开国务院全体会议时，专门提到"做好公共安全、公共卫生和安全生产工作，保持社会和谐安宁"。这里，李克强是把公共卫生提到安全生产之前加以强调的。

三、果断作出风险防控决策

面对风险挑战，要及时果断作出风险防控决策。要"透过复杂现象把握本质，抓住要害、找准原因，果断决策"。"既要有防范风险的先手，也要有应对和化解风险挑战的高招。"要做到及时有效决策，需要在如下方面发力。

首先，决策方向要明确。要以人为本，坚持把人民群众生命安全和身体健康放在第一位。还要着重从政治高度考虑问题，"及时阻断不同领域风险转换通道，防止非公共性风险扩大为公共性风险、非政治性风险演变为政治风险"。

其次，要迅速及时作出决策。此次疫情发生后，党中央迅速作出了处置决策。在 2020 年 1 月 20 日我国境内累计报告新型冠状病毒感染的肺炎病例 224 例、境外 4 例时，习近平同志即作出重要指示："各级党委和政府及有关部门要把人民群众生命安全和身体健康放在第一位，制订周密方案，组织各方力量开展防控，采取切实有效措施，坚决遏制疫情蔓延势头。"他对全力救治患者、及时发布疫情信息、加强舆论引导等方面都作出了部署。回头看，这些决策部署都是非常及时到位的。

再次，要将决策建立在科学研判基础之上。这次疫情发生后，党中央迅速将疫情防控工作上升为党和国家的头等大事，是以疫情发生发展的客观现实情况（1 月 20 日病例达 200 余例）、对疫病的最新科研成果（判断为新型冠状病毒）、传染病传播规律（1 月 20 日专家判断为人传人）作为决策判断依据的，是审时度势、综合研判之后的果断决策。

最后，还要敢于作出艰难的抉择。1 月 22 日，党中央果断要求湖北省对人员外流实施全面严格管控。要求把武汉和湖北的疫情防控作为重中之重，提出内防扩散、外防输出的明确要求，强调要采取更加严格、更有针对性、更加管用有效的措施，把疫情扩散势头遏制住。作出这一决策，需要巨大的政治勇气，充分展现了党的坚强领导。

四、坚决采取风险应对措施

有了风险防控的决策，还要有坚决果断的具体措施来落实决策。执政党的风险治理领导力的高低、领导体系的优劣，在应对重大危机关头，能够得到明明白白的检验。此次疫情应对就是对党的应对风险能力的严格检验，是对党的集中统一领导能力的一次大考。

实践证明，要提升落实决策的风险处置能力，需要在以下方面做好支撑和保证。

首先，是政治上过硬。"必须增强'四个意识'，坚定'四个自信'，做到'两个维护',坚定斗争意志,当严峻形势和斗争任务摆在面前时,骨头要硬,敢于出击,敢战能胜。"

其次,要加强组织保障。重大风险的早期防控已不能仅仅靠常态组织体系,必须渐次启动应急组织指挥措施。此次新冠肺炎疫情应对,2020 年 1 月 1 日,国家卫健委成立疫情应对处置领导小组;1 月 20 日,国务院联防联控机制启动运行。在强大的组织力保障之下,我国应对疫情的应急处置工作迅速展开。

最后,面对繁重的重大风险防控任务,要"善于整合各方力量、科学排兵布阵,有效予以处理"。此次疫情应对早期,国家迅速作出把武汉和湖北作为全国主战场、作为疫情防控的重中之重,对其他省份按照地区特点和疫情形势因应施策,坚持全国一盘棋、统筹各方力量开展疫情防控工作等一系列部署,为后续全面应急处置工作奠定了坚实的基础。

第 三 篇

战 役 性
风 险 治 理

进入危机事件的全面处置阶段，防范化解重大风险的战役就需要有效地布局谋篇、统筹指挥。战役性风险治理是指当风险事件演变成为一场重大突发事件与危机后，要开展的全方位危机事件应对工作。这些工作主要包括指挥协调、抗灾行动、救助行动和信息沟通。

第 七 章

"一盘棋"

危机事件指挥协调

指挥协调是对危机事件应对活动和资源进行总体指挥部署与协调调度，是战胜危机的"司令部"工作，是决定战役成败的关键环节。本章将重点讨论应急指挥体系如何发挥指挥协调作用。

| 第一节 |

风险的挑战

危机处置要求各行为主体统一行动、有序应对危机事件，但是资源与能力不足会导致指挥协调方面的极大困难。此次疫情应对工作涉及全国上下，形势惊险、任务繁重，给应急指挥协调工作带来极大挑战。一般说来，全面应急响应阶段对指挥协调工作的挑战主要表现在以下几个方面。

一、应急资源调配任务艰巨

巧妇难为无米之炊，应急处置需要以有力的资源保障来对冲危机所造成的破坏。国内外各种危机应对过程中都面对着危险源防控、人员解救、人员救助等一系列棘手问题，暴发式地短时需要聚集大量资源。其中，人力资源包括抢险救援人员、医务人员、服务人员等，物力资源包括救援物资与装备、生活物资等，而这些人力物力资源又都需要财力资源来保障。此外，信息也是宝贵的资源，有时信息上报不全、不准、不及时都会严重影响应急处置决策。这些都需要一个强有力的管理中枢来调配。

此次疫情应对过程中，各国政府都深切地感受到突然增加的传染病床位、医护人员、急救用品和装备需求带来的任务挑战。哪个国家或地区调配能力不足，哪个国家就会陷入被动。

二、管理层的执行力不足

危机处置痛下决心、作出决策不易，这在初期应对过程中尤其明显。应对危机的战役打响后，决策执行就是关键。而执行不力、效率不高就成为完成危机应对任务的主要障碍了。

三、跨界协同不力

危机事件处置需要团结协作，需要高效协同。例如，跨层级、跨地区、跨行业、跨官方民间的协作。常见的却是缺乏协作意识、意愿或能力。自顾自的本位主义是应急处置的大敌。

在此次疫情处置过程中，地区间、国家间争抢口罩就是跨界协同不力的明证。2020 年 4 月初，德国柏林市为本市的警察从中国订购了 20 多万只口罩。但是在曼谷转机的时候，这批货却被装上了去美国的飞机……柏林市政府指责美国：这简直就是现代的海盗行为，即便是全球疫情暴发，也不意味着全世界变成了狂野的西部世界。法国两个地方政府从中国订购的口罩在机场停机坪被美方人员向卖方以 3 倍的价格买断，然后把货物直接装机运往美国。

四、基层过度响应或响应不足

危机之下，基层组织有时很难把握"度"。有的出于自我保护本能，表现为过度应急；有的对风险的危害认识不足，表现为松懈大意。

此次疫情防控过程中，过度反应有之，应对不足也有之。2 月 22 日之前，距离湖北省 2000 余公里的黑龙江省病例数一直处在全国前列，很惹人注目。在主观原因方面，与当地一些民众认为危险远在天边有关。春节期间无所顾忌地走亲访友、串门聚会增加了人员流动，加之官方防控措施松软，扩大了疫情传播风险。当时，仅哈尔滨市就有聚集性病例 111 个，占全省确诊病例的 79.3%。

| 第二节 |

典型案例：我国应对甲型 H1N1 流感
联防联控工作机制

2006 年初，卫生部表示，将密切与农业、交通、公安等多部门的协调与合作……共同对突发公共卫生事件发生和扩散采取联防联控的措施。在应对甲型 H1N1 流感期间，联防联控机制得以启动运行。

1. 成立联防联控机制

2009 年 4 月 25 日，卫生部接到世卫组织有关通报后，根据《卫生部应对流感大流行准备计划与应急预案（试行）》要求，立即启动了卫生部防控流感大流行领导小组和专家组的工作机制，并向各级卫生部门发出《关于加强人感染猪流感防控应对和应急准备工作的通知》，要求各级医疗、疾控机构加强病例的监测报告，从流程、技术、人员、物资储备上做好防控应对甲流的准备工作。同时，卫生部将有关信息向农业、质检部门发出通报。

4 月 26 日，卫生部部长主持召开卫生部防控流感大流行领导小组暨专家组会议，分析美国和墨西哥人感染猪流感情况，预测疫情发展趋势，研究我国应对人感染猪流感的策略与措施。接着，卫生部组织召开了与农业部、国家质检总局等部门的防控人感染猪流感部际会商会议，分析疫情发展态势，研究防控策略与措施。会后，卫生部连夜向国务院书面专题汇报疫情防控工作。

4 月 27 日，世界卫生组织宣布将流感大流行警告级别从 3 级提高到 4 级，称"猪流感"病毒广泛传播，并且在以一种持续不断的方式在人与人之间进行传播。胡锦涛同志对猪流感防范工作作出重要批示，要求把防控猪流感作为当前的一项重点工作。同日，李克强同志主持召开了国务院人感染猪流感预防工作会议，决定成立多部门人感染猪流感联防联控工作机制。根据国务院会议的要求，卫生部召集中宣部、外交部、发展改革委、工业和信息化部、财政部、交通运输部、农业部、商务部、质检总局、旅游局、民航局等部门连夜召开会议，多部门人感染猪流感病联防联控工作机制正式启动。

2. 联防联控机制的结构与职能

4 月 30 日，国务院新闻办公室举行的新闻发布会宣布，由卫生部牵头的多部门人感染猪流感联防联控工作机制已经建立。在联防联控工作机制下，33 个部门和单位(后扩展为 38 个部门)组成了综合、口岸、医疗、保障、宣传、对外合作、科技、畜牧兽医等 8 个工作组以及甲型 H1N1 流感防控工作专家委员会，形成"8 + 1"的联防联控格局。

5 月 1 日下午，联防联控工作机制召开了第二次联席会议，将"多部门人感染猪流感联防联控工作机制"改名为"应对甲型 H1N1 流感联防联控工作机制"，同时明确了应对甲型 H1N1 流感联防联控工作机制及各组和专家委员会的职责和议事规则；建立了全体成员和联络员会议制度。

甲型 H1N1 流感联防联控工作机制的主要职责为：定期会商研判疫情发展趋势，研究确定防控策略；商定流感防控工作相关政策、应对预案和重大措施；统筹协调和指导各相关部门各地区落实各项防控措施，并组织对防控工作落实情况进行督导检查。

3. 联合应对疫情

联防联控工作机制的建立健全，保障了各部门之间的协调效率，使得一系列政策和指导性文件及时出台。例如，2009 年 6 月 22 日，教育部、卫生部联合下发《学校甲型 H1N1 流感防控工作方案（试行）》；11 月 4 日和 26 日，两部委又联合下发《关于加强学生甲型 H1N1 流感疫苗接种管理工作的紧急通知》《关于切实加强农村学校甲型 H1N1 流感防控工作的通知》等。在卫生系统内部，卫生部应急办、医政司、疾控局，以及中国疾病预防控制中心、中华医学会共同组织专家，联合制定了《人感染猪流感预防控制技术指南》和《人感染猪流感诊疗方案（2009 年版）》。

4. 疫情信息通报

在联防联控工作机制下，各工作组和专家咨询委员会的牵头单位根据职责分工，每日收集、整理、汇总和分析各自的疫情信息和最新工作进展。综合组负责整理并向上级汇报疫情变化和工作进展等相关信息。综合组还归口负责发布需要向公众通报的防控工作信息。

截至 2010 年 4 月 7 日，联防联控工作机制综合组累计编发《应对甲型 H1N1 流感联防联控工作机制工作动态》200 余期。坚持及时、公开、透明地发布疫情和防控工作信息，先后召开 8 次新闻发布会和 9 次媒体通气会，及时通报甲型 H1N1 流感疫情防控工作的新进展。

5. 督办检查

为保证各项防控措施落到实处，各工作组建立了督办检查制度，定期检查日常工作开展情况，通过检查及时发现存在的不足和需要改进的问题，对防控甲流工作的应急指挥协调、流行病学调查、定点防治医院和医学观察隔离区运行、物资储备等工作情况进行督导检查。

6. 点评

2009—2010 年，我国应对甲型 H1N1 流感联防联控工作机制发挥了重要作用，也为之后应对突发公共卫生事件起到了积累经验、提高运转效能的作用。

‖ 第三节 ‖

指挥协调的经验教训

危机事件与巨灾的应急处置工作难度大、各方要求高。应急指挥协调发挥着最重要的核心和枢纽作用，要做到指挥有力、协调有序。

一、必须实行统一领导、统一指挥

战场上要统一指挥，这在世界上没有例外。危机事件应对作为一种全方位立体化的"总体战"涉及方方面面，只有加强统一领导才能统一思想、减少内耗；只有加强统一指挥才能步调一致、协同应战。在中国这样的大国，这一点尤为重要。

此次疫情应对中，统一领导与统一指挥体现在几个层面：第一，政治层面，党中央发挥坚强领导核心作用，习近平同志亲自领导、亲自指挥；第二，战役层面，设立中央领导小组、中央指导组、国务院联防联控机制。这种安排既维护了"坚持党对一切工作的领导"这一政治原则，也落实了应急指挥的统一领导与指挥原则。与 2008 年汶川地震相比，当时成立了国务院总指挥部，在四川成立了国务院前方指挥部，而这一次党中央领导小组和指导组有两个优势：一是以党中央的名义，较国务院名义更具权威性；二是在领导地方党委工作时，关系更顺畅。

统一领导才能发挥大国优势。国家统筹人力、物力资源，集中力量办大事是我国的政治优势所在。这一次，调集全国各省（区、市）医疗卫生力量到武汉就是其生动实践。除了全国对武汉的集中支援，2020 年 2 月 7 日，国务院联防联控机制新闻发布会宣布，我国建立了16 个省支援武汉以外地市的对口支援关系，以"一省包一市"的方式，全力支持湖北省加强病人的救治工作。这些都生动诠释了中国特色统一领导的优势。

反过来讲，统一指挥不到位，就会发生"状况"。此次疫情应对中，我们也看到美国这样的联邦制国家的联邦政府和州政府（如纽约州）之间争执不断，客观上影响了疫情应对；2005 年美国卡特里娜飓风应对也由于联邦和州两级协调不力耽搁了联邦政府的应急支援。这些教训都十分深刻。

二、必须发挥好中央和地方两个积极性

对于像中国这样的大国，面对繁重的危机应对任务，只靠中央指挥一切是不够的。统一领导、分级负责有利于高效调动各级应急资源，提高应急工作效率。

这次疫情应对过程中，中央和地方两个积极性发挥都较好。一方面，党中央向湖北派出指导组，国务院联防联控机制向其他各省区市派出指导组，发挥了国家层面的指导、监督、协调等作用，但并不是取代地方；另一方面，各级地方党委、政府尽职尽责，结合各自实际千方百计落实中央的部署和要求，效果是好的。

三、必须切实加强应急综合协调

应急综合协调工作是执行指挥机构决策的关键环节、枢纽环节。综合协调职能肩负着信息管理、制订计划、组织实施、协调各方、督

促检查等重要职责。

在此次疫情防控过程中，应急综合协调工作由各级指挥部办公室、综合协调组以及各级政府综合部门承担。例如，对于疫情防控物资问题，2020 年 1 月 30 日，国务院办公厅发布《关于组织做好疫情防控重点物资生产企业复工复产和调度安排工作的紧急通知》，要求各省（区、市）人民政府切实履行主体责任，迅速组织本地区生产应对疫情使用的医用防护服、N95 口罩、医用护目镜、负压救护车、相关药品等企业复工复产。要求国务院联防联控机制物资保障组负责对上述重点医疗应急防控物资实施统一管理、统一调拨，地方各级人民政府不得以任何名义截留、调用。31 日，国务院联防联控机制又印发《关于疫情期间防护服进口等有关问题的通知》，明确为满足疫情防控需要，从国外紧急进口符合日美欧等医用防护服标准的产品，企业能够提供境外医疗器械上市证明文件和检验报告，并作出产品质量安全承诺的，可以应急使用。这两个通知有力推动了防疫物资的保障工作。

四、端正工作作风是应急决策落实的关键

危机应对的执行力如何关键取决于工作作风。各级党政干部作风过得硬，就能够有韧性，有力解决问题，执行落实好上级决策。在疫情防控阻击战中，个别干部被问责，既有能力不足、点子不多、底数不清等问题，更有工作作风慵懒疲沓、形式主义、官僚主义等问题。

中央指导组副组长陈一新督导武汉开展工作就曾直逼工作作风问题。例如，他常常在"周全""细致"等工作作风上作表率。2020 年 2 月 21 日，陈一新到长江新城方舱医院、江汉区丽枫酒店隔离点等地督导检查，要求："工作还是要做得更细一点、想得更全一些。比如淋浴间是不是够用？手机网络通不通畅？用电是不是安全？……这些都要为患者和医护人员提前考虑周到。"正是这种深入细致的工作作风带动了武汉抗疫工作成效日益显著。

五、必须实行动态决策动态管理

危机形势多变，工作要有前瞻性、预见性，实行动态决策、动态管理才有可能把握主动权。

此次疫情应对过程中，我国防控工作思路随着形势发展不断演进、创新，阶段性十分明显。初期以拯救生命为核心，尽最大努力防止更多群众被感染、尽最大可能挽救更多患者生命，并以灾情最重的湖北武汉为重中之重；随着疫情形势缓解，分类指导、分区分级差异化疫情防控更多地提上日程；随着疫情形势稳定，又把统筹推进科学防控疫情与复工复产、经济社会发展作为主要任务；最后是随着输入性病例的增加，外防输入与深化疫情防控国际合作成为重要议程。

六、必须加强应急综合保障

危机应对中的综合保障包括应急人力资源保障、物力财力资源保障、交通通信物流等基础保障，是危机应对的"后勤部队"工作。

此次疫情应对对综合保障需求巨大。国家首先靠公立医院系统、国有企事业单位系统来支撑，切实保障应急需求。例如，2020年1月25日，首旅如家发布声明，为武汉地区医务人员提供免费住宿支持。1月30日，国务院国资委下发了《关于地方国资委和国有企业切实履行职责使命坚决打赢疫情防控阻击战有关工作的通知》（国资发法规〔2020〕19号），要求各企业充分发挥国有企业抗疫"突击队"和经济"稳定器"作用。各地国有企业一手抓疫情防控、一手抓复工复产，彰显国有企业的担当与力量。2月2日上午，由中建集团牵头承建的武汉火神山医院举行交付仪式。例如，中国邮政郑重承诺网点服务不中断、机要通信不中断、揽投服务不中断、在线服务不中断；救援物资免费送、上门揽收免费办、个人捐助免费寄、捐款转账免费汇。在武汉，中国石油、中国石化所属加油站均正常营业。

怎样做到有效的指挥协调

一、明确危机事件指挥协调原则

1. 统一指挥、分级负责

危机处置不只是一个部门一个系统的问题，而是全方位的工作。统一指挥就是应急处置要令行禁止，秩序不乱。重大危机事件处置都要坚持统一领导、统一指挥原则；需要全国应对的，要坚持全国一盘棋。要压实属地责任，对上级决策部署贯彻落实不力、不服从统一指挥和调度、本位主义严重的行为都必须坚决纠正。分级负责是指各级部门都要在本级切实负起责任来，上级机构不能越位。上级应支持下级在统一指挥原则下放手开展工作，及时提供必要的指导，帮助协调困难问题，开展监督检查。

2. 战略引领、谋划先行

应对危机事件的战役绝不是被动应付、被拖着走。战略引领就是坚持总体目标导向。要优先抓住和解决主要矛盾、矛盾的主要方面，明确总体目标。谋划先行就是要密切跟踪、及时分析形势变化，实行分阶段、分类、分级、分区指导，力争精准有效科学防控。

3. 斗争精神、扎实作风

艰巨的任务、艰苦的劳动需要顽强的斗争精神，扎实的工作作风。斗争精神就是要坚定有力，毫不懈怠，奖罚分明，敢于碰硬骨头，敢于勇于承担风险。扎实作风就是要把落实工作抓实抓细。对于上级机关，要坚决反对形式主义、官僚主义，让基层把更多精力投入危机应对第一线；对于基层，则要切实落实责任，做到守土有责、守土尽责。

当取得阶段性成果后，要高度警惕麻痹思想、厌战情绪、侥幸心理、放松心态，防止"反弹风险"。

4.依法依规、规范运行

现代社会必须依法应对危机，要规范先行。复杂敏感问题处置缺少依据的，要先制定规则后采取行动。有了规则且规则科学合理可行的，要坚决不折不扣按规矩办。对于要追究责任、进行问责的，要慎之又慎，严格依纪依法办理。

二、完善危机事件指挥协调制度

1.完善党领导危机事件处置机制

党对重大事件处置负有领导责任，各级党委是本级危机处置的最高领导机关。除了党委会的总体领导，党委可以在常态下就在总指挥部、各专项应急指挥部的设计中预先规定党的领导机制，如指挥部党委或临时党委;危机发生后，可以相机设立党的领导小组、任务工作组，或者临时党委。在此次疫情应对和以往的巨灾应对中，党的领导小组、工作组或临时党委在作出重大决策、推动关键问题解决、实施监督检查等方面都发挥了核心作用。

2.完善政府应急指挥机制

要合理优化突发事件应急指挥体系。各级政府可研究设立三个层面的应急指挥机制。一是设立综合性的突发事件应急总指挥部，作为应对突发事件的总体指挥机构;二是设立精干的各类突发事件应对专项指挥部，作为专业部门主导其他相关部门参与的应对专门突发事件指挥机构;三是设立应急保障类专项指挥部，专门负责交通、通信、医疗急救、灾民救助等应急功能保障。与上述应急指挥体系相适应，可考虑把总体应急预案和专项应急预案整合为一个总体预案，即总体预案主要规范总指挥部工作，各专项附件分别对应各专项应急指挥部工作。

3. 完善应急指挥场所工作机制

要突出政府应急指挥中心的中枢作用。平时要强化应急指挥中心以政府应急委办公室名义履行信息综合、综合协调、统一调度等职责；危机事件发生后，应急指挥中心要立即转型成为应急指挥部所在地，担负起应急行动枢纽的职责。

对于现场指挥部，要在预案中明确指挥场所的设立条件，规定需要配备的通信、指挥、办公、保障等设施设备，明确组织、协调、保障指挥部会议、现场信息发布、后勤与通信联络、物资储备等的工作程序与要求。

4. 规范指挥部职能组设置

科学合理地设置规范化、标准化的指挥部职能组有利于节省突发事件来临后的组织设计时间和成本，提高指挥与协调效率，便于各方有效沟通。例如，美国的《突发事件指挥系统》规定应急指挥部由计划、行动、行政 / 财务、后勤四个部门构成，德国战术操作指挥部由六个模块构成。我国各级应急指挥部也可以采取标准化的职能组构成，例如，统一采用如下应急功能组别：综合管理组、救援救治组、人员救助组、舆论引导组、应急保障组、恢复重建组。

三、提升危机事件指挥协调效能

1. 全面强化信息管理

信息工作是全部应急响应工作的基础性、参谋性工作，要把信息收集、整合、研判、上报全链条工作及时准确做好。信息收集，要全面动态收集疫情信息、应对信息、舆情信息；信息整合，要注重把握关键信息、敏感信息、趋势信息；信息研判，要结合专业意见作出全局性、前瞻性、动态性形势判断；信息上报，要做到不迟报、不误报、不瞒报。信息工作要依靠信息化，要把数字化应急平台用起来，把大数据分析手段用起来，用确凿的高质量信息为领导决策和协同处置作支撑。

2. 加强综合计划管理

计划管理是指管理者制订计划、执行计划和检查计划执行情况的全过程。危机事件发生后，制订应急行动方案包括研判态势、确立目标、起草计划、形成计划、实施评估等步骤，是一项系统性的工作。

在应对危机的严峻时刻，要着重做好动态的综合应急行动方案编制与实施监督工作。要在应急预案基础上前瞻性编制好应急处置计划，在计划形成过程中要充分领会上级意图、充分吸纳各方面专家意见。既要把本级计划作为上级计划的执行计划来编制，也要根据本地实际情况有所创新和突破，把握危机应对的主动权。要滚动式地制订应急指挥部的日计划、周计划、恢复善后计划等工作方案。要强化计划的落实和监督检查。要把激励手段和惩戒手段相结合，把调动积极性的激励机制和惩治不作为乱作为的惩戒机制的作用都发挥好。

3. 着力加强协调协同

组织协调是应急响应的核心环节，是多主体应急网络体系有效运行的关键。协调协同机制需要在应急处置过程中不断完善。在各地区、各部门协同方面，要尽快完善应急指挥体系的上下左右协调机制，提高各方工作的协同性；发挥各方协调人的作用，把协调沟通能力强的干部放在关键协调联络岗位；加强信息沟通交流，发挥动态信息在推动各级各类组织协同中的调节作用。在应急物资协同方面，应急指挥部要对全部救援救助类应急保障物资实行全方位全过程的系统管控，适度发挥市场的调控作用，着力解决应急物资生产、采购、分配全产业链协同问题。在协调管理社会力量方面，要着重解决社会力量与应急指挥部对接问题。必要时可在各级应急指挥部综合管理组下成立社会组织管理服务组，实行社会力量归口管理。

第 八 章

主战场

危机事件抗灾行动

抗灾行动是向造成危机的破坏力宣战，控制危险源、救人于水火的危机事件处置行动。在自然灾害中，减少大自然对人类生产生活的破坏，拯救被困、受伤人员就是抗灾；在事故灾难中，控制住火灾、爆炸、污染等危害源头，解救和救治人员就是抗灾；在公共卫生事件中，治病救人就是抗灾；在社会安全事件中，控制住为害的群体，追回损失就是抗灾。抗灾是危机处置的核心环节。

｜ 第一节 ｜

风险的挑战

危机事件应对进入全面响应阶段，危机处置面对的任务挑战十分艰巨。抗灾中的风险挑战核心是抗灾力量在与灾害的破坏力对抗时的能力不足。就新冠肺炎疫情而言，截至 2020 年 1 月 24 日 24 时，全国累计报告新冠肺炎确诊病例 1287 例，其中重症 237 例，死亡 41 例，追踪到密切接触者 15197 人。湖北尤其是武汉为重灾区。由于春节和疫情的影响，有 500 多万人离开武汉。这即是说，1 月 25 日起中国政府所面对的疫情形势极其严峻，病患人数经历了爆炸式增长，防控难度远远超过 2003 年 SARS 疫情。

一、危险源量大面广能量强

危险源，顾名思义，就是危机的源头，是指可能导致人身伤害和健康损害的根源、状态、行为或其组合。就自然灾害来说，危险源是大自然的破坏力、自然灾害的现场以及在现场的人的不安全行为；就事故灾难来说，危险源是危险品的破坏力、事故灾难的现场以及可能引起人身伤害的不安全行为；就社会安全事件来说，危险源可能是敌对势力的蛊惑、人员聚集场所、有关人员的不安全聚集行为；就传染病大流行事件而言，危险源可能是病毒或病菌本身，可能是病患生活的社区，可能是携带病毒病菌的人的不安全行为。

巨灾或危机的基本特征便是危险源造成的危害性极高，具体可表现为量大、面广，或者兼而有之。例如，2008 年 "5·12" 汶川大地震、2015 年 "8·12" 天津港瑞海公司特大火灾爆炸事故，危险源的破坏力量大；某些流域性大洪水、金融危机、网络攻击的破坏面广；而像 SARS 和新冠肺炎疫情的破坏既量大又面广。

此次新冠肺炎给人类带来了空前的危害。截至 2020 年 4 月 28 日，全世界已经造成 300 万人被感染的新冠肺炎疫情，可谓空前的量大面广。这样的巨灾给危机应对体系带来了极大挑战。

二、专业化应急力量与资源不足

专业化应急力量和资源是应对危害的主力军。巨灾任务面前，各国消防等综合应急救援队、应急医疗卫生队伍、不同类型生产安全事故救援队伍等都是应急骨干力量。这些专业化力量和相应资源会出现严重不足的状况。此次新冠肺炎疫情在各个国家暴发时，各国都出现了救治力量不足、防传染的口罩不足、救命的呼吸机不足等问题。

三、承灾体脆弱点保护难度大

危险源危害的是整个承灾体，即灾区的全部设施与人员。但是受到伤害最大的是暴露在风险之下的脆弱点、脆弱者，如老人、儿童、病患者往往是最容易受到伤害的。

在此次抗疫过程中，境外一些游轮、养老院、监狱等成为脆弱场所，一些国家发生了养老院老人发病率、致死率极高的现象这是明证。

四、抗灾人员安全保障难度大

抗灾人员是与危险源作斗争的战士。要战斗就会有牺牲。在危机应对的艰巨任务面前，救援人员安全保障可能成为抗灾中难度极大的一个领域。

此次疫情应对过程中，很多国家，包括意大利、西班牙等发达国家都有医务人员受到严重伤害的情况。在我国，2月17日，中国疾控中心的报告指出，在整个疫情应对过程中有3000多名医护人员被感染。其中部分医护人员是在工作岗位上感染的，还有部分医护人员是在家庭或社区感染的。早期医院工作量大、医护用品供应紧缺等都是导致被感染的医护人员较多的原因。

｜ 第二节 ｜

典型案例：武汉方舱医院建设与运行

方舱医院，类似野战移动类医院，指的是一种大型的、临时建立的医院，一般由公共建筑改建而来，用来将轻度至中度症状的传染病患者和家庭、社区隔离开来，同时提供医疗照顾、疾病检测、食物、住所。此次新冠肺炎疫情防控过程中，武汉方舱医院建设成为救治轻症患者、阻断疫情传播的关键举措。

1.缘起

疫情发生以来，病人就医数量呈"井喷式"增长，医疗资源紧张，床位不能满足应收尽收要求，成千上万轻中度患者不得不在家进行隔离和观察。武汉面临延误治疗时机、造成疫情扩散的双重压力。

轻中度患者在家隔离问题很多：一是家庭隔离使患者的家庭成员处于危险之中（家庭内传播率高，聚集性感染中的75%—80%发生在家庭）。二是患者如果在家隔离可能会有很大的心理压力（他们知道把自己最关心的人置于感染疾病的风险之中的危险性）。三是家庭隔离不太可能完全有效（因为不能严格执行）。四是在家隔离很难组织医疗护理、频繁监测疾病进展并在需要时及时转到医院治疗。

为此，2020年2月1日，经王辰院士等提议，孙春兰同志果断决策建设方舱医院。2月3日起，武汉市政府迅速协调将会展中心、体育场馆、培训中心等改造成方舱医院。

2.建设

武汉市长靠前指挥、亲自调度，夜以继日地组织力量施工改造；武汉各区委书记、区长坚守岗位，落实各项措施。第一批有4000张床位的3家方舱医院仅用了一天多时间就建设完成。以武汉国际会展中心——江汉方舱医院建设为例，2月3日17时多，环卫工人开始清理场地，设计团队在4日凌晨1时拟出改建方案，承建方同时调度材料。电力电缆、方钢、轻型防火板、铁钉、螺栓、水管弯头等成千上万不同的材料从不同的供应商处迅速调来，桌子和板凳是武汉举办军运会后留下的，床和被褥是从江汉区调来的。凌晨3时多，第一批材料到了。之后，临时调来的200名木工和电工，在7

时做出了第一个病区样板；8 时，武汉地铁集团前来支援，施工工人增至 500 人；16 时，所有挡板做成；22 时，所有开关、插座装完；5 日凌晨 2 时 30 分，历时 33 小时，江汉方舱医院完工交付。此外，除场内 1600 张病床外，场外也搭建了数十顶医疗帐篷。

3. 运行

中央指导组调动 276 支医疗队 8000 多名医务人员在几天内陆续进驻各方舱医院。在方舱医院运行方面，洪山体育馆——武昌方舱医院的运行很有代表性。

2 月 5 日 23 时 30 分，仅花 36 个小时建成的武昌方舱医院开始投入使用。该院由武汉大学人民医院担任队长单位，复旦大学附属华山医院等 13 支援助湖北的医疗团队参加，床位达 800 张，对口收治武昌区、洪山区和东湖高新区等地区的轻症确诊患者。

武昌方舱医院战疫军团坚持中西医结合，充分运用信息化手段，探索出一系列治愈轻症患者的有效疗法，治疗工作顺利开展。

为了发挥党组织作用，中共武昌区委在武昌方舱医院成立临时党委，下设运行保障、医护和病友 3 个临时党总支以及 21 个党支部（包括 3 个病友临时党支部），共吸纳 420 名党员，其中，医护人员 267 名。开舱第二天，临时党委通过广播向病友发送问候，作出承诺。各党支部开展了丰富多彩的活动：中南大学湘雅二医院医疗队党支部开展"我想对'你'说"主题活动，倾听患者心声，纾解患者情绪；江西护理医疗队党支部为 12 名 2 月过生日的病友举办"生日会"；湖北省中医院医疗队党支部在病友中推广"宣肺通络操"；湖北省肿瘤医院医疗队党支部通过线下问诊与线上答疑相结合，帮助病友科学康复。

自 2 月 5 日开舱运行，武昌方舱医院平稳运行 35 天，累计收治患者 1124 人，累计治愈出院 833 人。3 月 10 日，根据武汉市新冠肺炎防控指挥部部署，武昌方舱医院休舱。至此，武汉市所有方舱医院均休舱。

4. 成效

方舱医院虽然有一些历史原型，如野战医院、应急避难所等，但仍有不少自身的特点：建设速度快，依托现有的实体基础设施很快建成；建设规模大，3 周内建立的 16 所方舱医院一共提供 13000 个医院床位，为约 12000 名患者提供护理；建设和运行成本低，借用已有建筑物降低了建设成本，只接受轻中度同类疾病患者降低了护理复杂性和医护人员配比。

方舱医院实现了五项功能：隔离，将活跃轻度至中度症状的患者、家庭和社区成员分开隔离；分诊，为患者提供了一个额外护理层级，实现战略性的分诊；服务，给予基本抗病毒治疗和心理健康咨询，并使用由云平台支持的电子信息系统与更高级别的医院进行连接，对医疗质量和结果进行监控；监测，一旦患者出现相应情况，就会被迅速转诊；保障，提供基本生活与社会交往功能，提供情感支持。

5. 点评

武汉市各方舱医院做到了"零感染、零死亡、零回头"。方舱医院的大规模使用，在我国医学救援史上具有标志性意义，是中国救灾史上的一个创举。中国在援助其他国家抗击疫情时，也将方舱医院的所有政策、管理手册和临床指南介绍过去，对有的国家还派遣了具有援建、运营方舱医院经验的专家。

这一经验表明：未来一旦突发公共卫生事件，方舱医院可以发挥强有力的作用。尤其适用于其他流行病，也可以用于其他规模大或快速增长的涉及疾病或损伤的事件，如大规模中毒或自然灾害。与此相关，未来大型公共场所（如体育场馆、会展中心、工厂厂房和仓库等）的设计和施工应该整合一些功能，促进将来可能向方舱医院的转换。例如，室内设备可以快速移除、入口足够大到可通过医院病床以及可以降低相互传染风险的通风系统等。

｜ 第三节 ｜

抗灾行动的经验教训

面对危机事件带来的危害威胁，抗灾行动必须采取超常规的应急措施控制危险、减少危害。

一、必须坚决全方位防控危险源

对于不同类型的危机来说，防控危险源都有防与控两种相互关联的目标，防控工作的重点有所不同。对于自然灾害危险源，对大自然的破坏力和自然灾害的现场要防，人员要疏散，对在现场的人的不安全行为要控制、要管理。对于事故灾难来说，既要把危险品的破坏力、事故灾难的现场与人相隔离，要疏散人群，也要对危险品的破坏力进行控制；对人在现场的可能不安全行为要控。对于社会安全事件来说，对于敌对势力的蛊惑要防，也要力所能及地控，对于人员聚集场所、有关人员的不安全聚集行为要控。可见，对不同类型的突发事件的防控要求并不相同。对于传染病大流行事件而言，对病毒或病菌本身、染疫社区和携带病毒病菌的人的不安全行为要同时防与控。

此次疫情带来的经验教训是：对于病毒必须要控，要救治受伤害者；对于社区和人员，必须要控，通过控来防止病毒的传播。防与控是一体的，防与控必须同时加强，要全方位地防控。一些国家只注重外防输入，没有控制好内部人员行为；或者对于染病者的救治不是全力以赴，梦想"群体免疫"，对病毒控制不力，都吃了大亏。

世卫组织认为："面对这种前所未知的病毒，中国采取了历史上最勇敢、最灵活、最积极的防控措施。""中国科学家和公共卫生专家迅速分离了致病病毒，建立了诊断方法，确定了传播途径和潜伏期等关键传播参数，为中国防控策略的制定提供了重要的证据基础，为国际应急响应赢得了宝贵的时间。"

仅就防控方案而言，国家卫健委先后印发了多版防控方案：2020年1月15日，印发《新型冠状病毒感染的肺炎防控方案(第一版)》。1月22日，第二版增加了新冠病毒病例监测方案等。1月28日，第三版增加了"特定人群个人防护指南"等。2月6日，第四版明确了潜伏期等内容。2月21日，第五版增加"科学划分疫情风险等级，分区分级精准防控"等内容。3月7日，第六版强调严格落实报告、检测、流调时限等。

中国政府根据全国不同地区的疫情形势将各地分为四类地区采取不同的防控策略：无病例地区的防控原则是"严防输入"，包括交通枢纽隔离检疫，体温监测，加强预检分诊，启用发热门诊，确保经济社会正常运转。出现散发病例地区的防控原则是"减少输入，阻断传播，提供适当治疗"。出现社区聚集性病例地区的防控原则是"阻断传播，严防输出，加强治疗"。发生社区传播地区实施最严格的防控措施，禁止人员流入、流出，全面加强公共卫生和医疗救治措施。

世卫组织评论道："令人瞩目的是，所考察的每一个机构都能够强有力地落实防控措施；不折不扣提升关键措施效果，例如，不断提高病例检测、隔离及早期治疗的速度；积极利用前沿科技促进防控措施的创新，如将常规医疗和教学工作转移到在线医疗平台、使用5G平台支持农村地区的防控工作。"

"中国采取的果敢措施有效遏制了这一新的呼吸道病原体的迅速蔓延，改变了疫情快速扩散流行的危险进程。联合考察组对各省的粗发病率进行了比较，估计中国采取的政府主导的全社会防控措施成功避免或至少预防了全国范围内数十万病例的发生。中国新冠肺炎疫情的下降显著地保护了国际安全，构建起了防止疾病国际传播强有力的第一道防线。"

二、必须尽全力减少和消除危害

减少和消除危害是危险源防控的一部分，主要是人员救治、减少生命损失的工作，是各类危机应对中都应当强调的救民于水火的任务。在各类灾害中，减少和消除危害的第一要务都是救人。不论是自然灾害、安全生产事故、社会安全事件中受到危害的人员拯救、救治，还是传染病疫情中的病人救治，其实质都是救人。必须将尽全力减少和消除危害作为最重要的抗灾行动准则。

在此次新冠肺炎疫情防控的各个阶段，一个主要工作目标就是积极救治，减少死亡。这就是减少和消除危害的行动准则。

在诊疗方案方面，国家卫健委在两个月内先后发布八个版本的《新型冠状病毒感染的肺炎诊疗方案》，即 1 月 15 日的试行版、1 月 18 日的试行第二版、1 月 22 日的试行第三版、1 月 27 日的试行第四版、2 月 4 日的试行第五版、2 月 8 日的试行第五版修正版、2 月 19 日的试行第六版、3 月 3 日的试行第七版。

在救治方针上，着力提高临床救治的针对性、创造性和整体性：一是提高救治的针对性。开展病理解剖学研究，在研究中发现病毒对脏器损害的主要部位、程度，更有针对性地明确临床救治的主攻方向，提出相应的治疗手段，对以前的治疗方案进行优化，在重症治疗方面形成专家共识。二是提高救治的创造性。在病情动态变化中早期识别重症患者，始终围绕临床的主要矛盾，如解决气管堵塞问题，创造性地运用治疗手段和设备，把握治疗的最佳时机、手段和剂量。重症病区以麻醉科医生为骨干，建立插管小分队，积极开展有创呼吸操作。早期使用这一手段，对挽救病人的生命十分重要。三是提高救治的整体性。充分发挥高水平专家集中的优势，密切沟通协作，注重经验的分享。

在综合救治措施上，做到"五个结合"：一是基础医学与临床实践相结合，依据病理解剖等显示的靶器官损害，采取针对性更强的治疗手段，把握临床的主要矛盾，注重早期识别重症、早期开展有创机械通气、早期供氧、早期提供支持疗法、早期实行抗凝，实施多器官功能保护等手段，做到关口前移、精准施治。二是前方救治与后方支持相结合，发挥后方资源优势，借助信息化手段，开展远程多学科会诊，对治疗时机、手段和剂量等予以全面指导。三是医疗与护理相结合，重视基础护理、重症护理、专科护理和心理护理，及早发现病情变化，注重细节，护理到位。四是医疗与管理相结合，建立联合诊疗组织管理体系和有效的运行机制，为救治提供可靠的制度保障。五是中医药与西医药相结合，促进中医药深度介入预防、诊疗、康复全过程。

三、必须坚持救灾的科学支撑

危险源因灾而异，不同灾害的危险源防控手段有极大不同，涉及各自的自然科学和社会科学领域的方法技术，因此必须坚持救灾行动的科学支撑。此次疫情应对也是如此。

在药物研制方面，2020 年 1 月 24 日，科技部即成立了以钟南山院士为组长、14 位专家组成的科研攻关专家组，启动了 3 批共计 16 个应急攻关项目，包括病毒基因组学、抗病毒药物、中药、临床试验、疫苗、诊断和动物模型等。同日，国家微生物科学数据中心与国家疾控中心所属的国家病原微生物资源库合作，建立了新型冠状病毒国家科技资源服务系统，发布了新型冠状病毒毒株和电子显微镜照片等相关信息，为药物、疫苗研发等提供关键支撑。与此同时，科研机构、药物企业和医院等通力合作，初步遴选了部分潜在药物，加紧开展临床试验。国家药监部门和相关医疗机构等特事特办、简化审批流程、开辟绿色通道，研发人员更是争分夺秒、全力推进。例如，2 月 5 日，我国研究人员牵头，对美国在研抗病毒药物瑞德西韦在武汉金银潭等医院启动临床试验。2月7日，中国工程院与马云公益基金会签署协议，宣布开展新冠肺炎预防及治疗药物研发，5个相关科研攻关项目兼顾中西药，包括新药研发和临床应用验证、老药新用等。

在检测手段方面，仅用5天时间，"火眼"实验室完成实验室主体施工。2月5日，武汉"火眼"实验室正式启动试运行，新型冠状病毒核酸检测日通量可达万人。截至2月3日，已有5家企业针对新型冠状病毒的检测产品获得国家药品监督管理局特殊审批通过。另有20多家公司完成诊断试剂研发，正在报批。新型冠状病毒核酸检测试剂日产量已经达到77.3万人份，是疑似患病者的40倍，已经基本满足要求。截至2月23日，国家药品监督管理局共审批10个种类的新冠肺炎检测试剂盒，包括6个RT-PCR试剂盒，1个恒温扩增芯片法核酸检测试剂、1个测序产品和2个胶体金抗体检测试剂盒。其他检测试剂也已进入应急审批程序，现有至少6家本土PCR检测试剂盒生产商。

在信息技术应用方面，大数据、云计算、传感器等新技术在疫情防控中发挥了积极作用。2月4日，工信部发布了《充分发挥人工智能赋能效用　协力抗击新型冠状病毒感染的肺炎疫情倡议书》，其中号召尽快利用AI技术补齐疫情管控技术短板，充分挖掘AI技术在新型冠状病毒感染的肺炎诊疗以及疫情防控的应用场景。疫情暴发之后，各大云计算厂商纷纷宣布面向科研机构与医疗机构免费开放AI算力。这次抗疫行动中，快速分离病毒，完成相关基因测序，背后AI算力与算法的产业积累起到了不小的作用。在抗疫一线，更有帮助的AI能力是诊断辅助，即医疗影像+AI分析能力。例如，CT片的人工智能辅助识别大大提高了诊断效率。

四、必须发扬民族特色优势抗灾

理论上讲，每个民族都可能有符合其自身特色的抗灾思想与方法。中华民族的悠久历史文化必然给后人提供丰富的特色抗灾思想与方案。

例如，在水旱灾害应对上，中国古人崇尚因势利导，提倡疏优于堵，给后人留下了都江堰工程这样的伟大抗灾遗产。在疫病应对上，博大精深的中华医学宝库中也有着无限的潜力。此次疫情应对充分说明了这一点。

按照中医理论，病毒侵犯人体产生的病理变化虽然复杂，但万变不离其宗，无非中医辨证十纲所谓的"阴阳、表里、寒热、虚实、气血"。以此为纲，结合历代医家留下的足够丰富的方药、方法和方略，辨证施治，就可以帮助患者恢复自身正气，减轻缓解病情，截断逆转病势，促进患者尽快痊愈。例如，中国科学院院士、中国中医科学院首席研究员、国家中医药管理局医疗救治专家组共同组长全小林等专家分析认为，新冠肺炎在病性上属于阴病，是以伤阳为主线。从病位即邪气攻击的脏腑来看，主要是肺和脾，所以在治法上，一定是针对寒和湿，治疗寒邪和湿邪。

2020 年 1 月 25 日，国家中医药管理局依托中国中医科学院组建的第一支国家中医医疗队赶赴武汉。根据巡诊、查房情况并结合当地医疗救治人员的实际经验等，国家中医医疗队提出了新冠肺炎诊疗的具体中医方案。在整个疫情防控过程中，中国中医科学院、北京中医药大学和天津、江苏、河南、湖南、陕西等地中医医院的医务人员组成 4 支国家中医医疗队，共 588 人支援武汉，分别入驻武汉金银潭医院、湖北省中西医结合医院、武汉江夏区方舱医院和雷神山医院开展救治。组建中医病区、确定中医定点医院、中医队伍成建制介入，这是以往疫情防治从未有过的。救治过程中，综合运用针灸、按摩、灸疗、太极、八段锦等中医特色疗法，获得了广泛肯定。

在用药方案方面，1 月 27 日，国家中医药管理局紧急启动"清肺排毒汤"的临床疗效观察应急科研专项。广东省药品监督管理局批准了透解祛瘟颗粒。此后，国家中医医疗队总共发放 5 种中成药和 3 个协定处方汤药。全小林研发的新冠肺炎防控治疗中药协定方药物，专用于疑似病人和确诊的轻中症患者。这一方剂模仿古代大疫之时大锅熬药集体救治的模式，由武汉市新冠肺炎防控指挥部医疗救治组发布实施，为的是尽快让每一个社区的居家病人吃上中药。全小林团队的研究结果显示：中医药治疗新冠肺炎，轻症患者病情无一加重，重型 / 危重型患者病亡风险降低八成多，康复患者症状改善、复阳率低。中医药全过程起效，彰显其独特的优势和作用，为全球抗击疫情贡献了中国智慧。

到 2 月中旬，根据临床调查，重症患者有 80% 愿意接受中医治疗，轻症患者 90% 愿意用中药进行干预，隔离患者也大都希望中医药早期介入。全国中医系统 630 多家中医医院共派出 3100 多名医务人员驰援湖北，中医方案纳入全国诊疗方案，中医药专家全面参与全程救助。截至 2 月 17 日，全国中医药参与救治的确诊病例共计 60107 例，占比 85.2%。

"中西医并不矛盾。"中央指导组专家组成员、中国工程院院士、天津中医药大学校长张伯礼指出，治疗新冠肺炎，中医药可以全疗程、全方位发挥作用。中西医是两套不同的医学体系，各有优势，相互补充，取长补短。

┃ 第四节 ┃

怎样做到有效抗灾

一、明确危机事件抗灾行动原则

1. 全面防控、全力救治

防控危险源是抗灾行动的核心任务。控就是要着力控制危险源，使其负能量消减；防就是要防止人受到伤害，使危险源不作用于人。

控与防是一体的，控与防必须同时加强，要全方位地控、有针对性地防。

在各类灾害中，减少和消除危害的第一要务都是救人。减少和消除危害是危险源防控的一部分，主要是人员救治、减少生命损失的工作，是各类危机应对中都应当放在第一位的任务。

2. 科学抗灾、精准应对

危险源因灾而异。为了有效应对不同灾害的危险源，需要运用不同方法技术来应对，必须坚持救灾行动的科技支撑。要科学论证危险源的性质和来源，加强危险源作用机理研究，并在此基础上完善防控策略和措施。

要精心谋划，精准应对危险源。精准既意味着效果好，产出好，也意味着效益好，节省资源。抗灾行动既要讲求争分夺秒开展应急处置，也要讲求推进精准解决方案的实施。

3. 多法并用、动态施策

危险源的危害复杂难控，需要多法并用来应对。既要有技术性应对方法，也要有社会性应对方法；既要有现代科技方法，也要有传统实用方案；既要有适用急难险重任务的方案，也要有适用量大面广问题的方案。

要随着形势的发展，在不同阶段采取不同的防控策略。初期抓重点防控，中期抓全面防控，后期抓精准防控。一般来说，随着防控力量的不断增强，要从统一要求向分区分级分类管理转变。

4. 统筹安排、安全防控

风险源防控需要联防联控、群防群治。这就需要科学排兵布阵，对各种救援力量开展统筹安排。就一般灾害而言，消防、公安、急救和各专业救援力量要统筹安排；主体救援力量与社会志愿力量要统筹安排；国家救援力量与地方救援力量要统筹安排。

要努力保障救援人员的安全，减少和避免不必要的牺牲。务必高度重视对救援人员的保护、关心、爱护，加强各方面支持保障。通过安全防控制度和措施，解除他们的后顾之忧，使其始终保持强大战斗力、昂扬斗志、旺盛精力，持续健康、心无旁骛地投入战胜危险源的斗争。

二、完善危机事件抗灾行动制度

1. 完善风险源防控制度

在有关法律规章、应急预案、标准指南中完善各类危险源防控规范与应急处置办法，健全危机事件现场应急响应工作机制，做到快速应对、系统有序、条块畅达、执行有力。建立健全各类突发事件的分级、分层、分流的抗灾机制，建立健全各方力量协同抗灾的机制。

2. 完善抗灾专业支撑制度

完善各级政府各类突发事件应对专家组或专家库，力争使各类突发事件应对都有专家支撑。专家组既要有权威性又要专业结构全面。应在平时的培训学习、工作研究、应急演练中发挥专家组作用，完善专家组持续发挥作用的机制。

危机事件发生后，指挥部专家组应在抗灾一线发挥灾情动态形势研判、抗灾行动方案制订的初始责任人作用；在抗灾决策过程中发挥对决策科学性可行性的专业性评审作用；在抗灾行动中发挥应急处置现场专业指导作用。

3. 完善抗灾资源保障制度

健全各项抗灾资源保障制度，建立健全各级救援人力资源保障、应急物资保障机制。宏观层面要优化重要应急队伍和物资保障的区域建设布局、能力层级布局，确保关键时刻调得出、用得上。微观层面落实应急资源集中管理、统一调配制度，推动应急人员与物资保障网络更加高效安全可控。

完善救援人员安全保障制度，通过人身保险制度、休息轮换制度等保障救援力量持续发挥作用。

三、提升危机事件抗灾行动效能

1. 动态研判危机形势

第一，动态把握情况。危机事件应对过程中，每天都有新情况、新进展、新问题。动态掌握情况进展是科学决策的前提，也是有效沟通协调和做好各项工作的前提。首先，要依靠正式信息系统获得信息。各种内外动态信息、指挥部和救援队伍的日报简报等是首要的信息来源。其次，通过现场观察及非正式渠道的沟通获得一手信息。最后，每日指挥部例会上的沟通是获得全面信息、汇总信息的重要渠道。此外，还有媒体报道中所反映出的敏感信息。还要随时了解必要的地理、民情、民俗方面的知识信息；特别是当领导者不熟悉当地情况时，更要尽可能了解这些信息。

第二，客观判断形势。判断形势既需要努力通过合理推断来得出确定的结论，也需要客观冷静地面对无法推知其本质的未知情形。指挥员"昨天"的经验对研判"今天"的形势有很大的帮助，然而类比思维也容易限制领导者的视野，造成判断上的失误。在形势研判过程中，除了努力从以往的经验中检索出可类比的情形外，还要注意拓展类比思维的类比宽度，多角度把握危机的现实。

2. 果断作出抗灾决策

第一，尽可能地作出科学决策。要把握如下关系：一要把握及时决策和审慎决策的关系。此时若有新的紧急情况出现，需要果断作出决策，就要根据经验作出大胆迅速、程序简化的决策；若情况复杂、政策性强，需要且可能进行深入的探究，则要审慎地、程序化地作出判断和决策。二要把握依据政策决策和灵活决策的关系。政策性强的决策要尽可能地严格执行有关政策；而在缺乏明确的政策支持的领域或政策性不是很强的领域，则可适当灵活决策。三要把握领导人决策和专家参与决策的关系。如果时间不是非常急迫或问题的专业性很强，要充分发挥专家团队的专业化决策作用。四要平衡集体决策和个人决策的关系。如时间条件允许，要进行集体决策；如果情况紧急，主要领导者要依据职责勇于承担责任，拍板决策。

第二，实行动态决策。要通过探索式、渐进式决策和行动保持主动。在形势迅速变化的关键时刻，要随时随地监测情况的动态发展，绝不能掉以轻心。要根据情况的发展变化及时调整思路，作出新的决策，采取新的行动。

3. 系统组织应急处置

第一，以人为本组织救援。领导者在启动应急响应、部署应急抢险各项任务后，要把保障公众健康和生命安全作为最重要的任务，最大限度地动员一切可以动员的力量，迅速告知公众危险形势，迅速组织救人，最大限度地减少突发事件所造成的人员伤亡和危害。此外，要关照好救援者，使其不受不必要的伤害。

第二，依法依规处置。危机事件面前，各级领导者的根本任务是依法履行抢险救灾职责，要遵从《中华人民共和国突发事件应对法》等法律法规的原则，依据有关法律法规、应急预案进行处置。要首先按照预案的规定迅速布置相关工作，如果预案的规定不足以应对所面临的突发事件，则应根据经验相机开展各项工作。

第三，灵活创新解难。各种救灾难题，往往需要新思维、新措施才能有效化解。要充分发挥创造力，灵活地解决问题。创新性解决问题的关键是打破平时的工作边界：打破层级界限，使基层干部与中高层干部协同工作；打破内外界限，使不同系统的人员共同工作；打破限制创新的制度和习惯界限，创设新的制度。

第 九 章

社会场

危机事件救助行动

　　救助行动是对受到危机事件威胁和影响的人民群众提供衣食住行等基本生活保障、医疗卫生等服务保障。就此次疫情而言，广义地说，受到疫情影响的人民群众都是潜在的救助对象，其中，湖北武汉是救助的重点。另外，出于疫情防控的需要，对公众行为的约束成为抗灾与救助工作的一个特殊组成部分。我们将这一部分作为特殊的救助（管住了行为，就是救民于水火）放在本章讨论。

｜ 第一节 ｜

风险的挑战

　　保障受灾群众的衣食住行与医疗卫生服务是一件量大面广难以办好的事情。例如，在此次疫情应对过程中，对武汉这样有上千万人口的特大城市，群众的生活救助与社区管理就是极大的难题；对全国各地社区的管控与服务也是前所未有的挑战。

一、受灾群众生活保障难度大

危机发生后，大量群众受灾会带来生活保障与管理的一系列问题。有的巨灾需要大量转移安置群众（如地震、台风灾害），有的需要大量吃穿用保障（如水旱灾害），有的需要大量医疗卫生保障，这些物质层面的保障以及连带的管理都可能成为极大的问题。远离供应地和缺少专门人员都会使保障滞后，使问题积压并造成新的问题。

此次疫情应对过程中，在湖北武汉，1000万人的吃用供应在"封城""封社区"的情况下就极为困难。

二、灾区群众心理疏导任务重

危机会给大量群众带来心理创伤，甚至造成社会不稳定因素增加，加大了灾区群众心理疏导与社会治理的难度。

在此次疫情应对过程中，不少地方的恐慌情绪随时发酵。一旦有居民被确诊，其所在楼宇甚至整个社区都有被"污名化"的风险。由于当地社区信息交流不畅，各种"风言风语"很容易在社区流传，甚至造成惶恐情绪。

从公众行为方面也能够看到心理异常的痕迹。例如，在一些小区，有的居民不配合检疫措施，与防控人员发生冲突。这些行为可能是文明素养不高的表现，但更可能是在异乎寻常的疫情压力下，因为对长期隔离的不适应，或者在自己及亲友可能染病的风险压力下，作出的心理应激反应。

从各种心理援助热线中民众咨询的情况和有关心理行为调查结果看，疫情防控期间群众的心理困扰的确很多。

三、灾区社区管理难度大

危机发生后，在临时安置社区或者受控社区的管理任务量大而且任务繁多，可能面临管理任务重而人手不足，或者管理任务复杂而人才不足等问题。

在此次疫情应对过程中，社区的疫情防控管理也面临人手不足、管理松紧不一等问题，比过去地震灾区等临时安置点管理更为复杂。由于疫情扩散范围广，各地区疫情防控工作都以社区为基本单位，要求责任到人、联系到户，严防死守、不留遗漏。这就给社区防控工作尤其是人员日常管控、摸底排查追踪带来了巨大压力和挑战。

四、社会力量有效整合难度大

危机来临，为了满足灾区民众生活服务等需求，大量社会力量，如非政府组织、志愿者等会聚集到灾区，这造成协调整合社会力量的工作量非常大。

| 第二节 |

典型案例：新加坡应对新冠肺炎疫情的社区防控

2003 年严重急性呼吸综合征（SARS）暴发期间，新加坡政府采用隔离、发放"在家隔离援助津贴"、控制人员聚集、所有学校停课、密切监视体温、发放医疗包等措施快速控制了疫情，取得了不少经验。新冠肺炎疫情暴发后，新加坡的前期防控总体做得不错，在社区防控方面也有一整套较为有效的做法。

1. 疫情初期的社会管理与服务

自新冠肺炎疫情暴发以来，新加坡密切关注疫情发展态势，2020

年 1 月 23 日，新加坡发现第一例确诊病例。2 月 7 日，新加坡政府将应对级别由黄色调升至橙色，即对城市实行基本的管控，但还没有进入红色等级，认为不需要采取严格隔离人群的措施。其社区防控措施主要有以下几个方面。

卫生部提出基本要求。要求每个市民都采取一切必要的预防措施保护自己，并履行社会责任，以减少新冠病毒在社区中的传播。具体要求包括：个人要养成良好的个人卫生习惯，定期洗手，不要用手触摸脸；当咳嗽或打喷嚏时要捂住嘴；一旦有类似流感症状，则应避开公共场所，并在前往诊所的路上戴上口罩，以免感染他人。

卫生部针对大规模活动提出要求。卫生部建议取消或者推迟不必要的大规模活动。对于选择继续进行活动的组织者和活动的参与者，建议采取预防措施，并列出预防措施的具体内容。

教育部出台教育活动指南。建议错开学校的课间休息时间；小规模基于学校的拓展选修课和课外活动可以继续开展；暂停所有校外活动和校际活动；教职员工将获得 14 天额外假期；学校要彻底清洁和消毒校园；推出疫情防控教育包，便于学生学习有关病毒传播及其预防方法的知识。

加强对弱势群体的保护。新加坡总理李显龙在全国讲话中表示，轻症患者主要在社区医治，把重症资源留给老人、儿童和有并发症的人。学前班和社会 / 老年护理服务机构要限制人数。2 月 1—9 日，新加坡政府又为每一户居民免费发放 4 个口罩，供弱势人群使用。2 月 16 日，新加坡国家环境局发起了"新加坡清洁"（SG clean）运动，以鼓励个人和企业采取一致行动，共同维护城市公共空间的清洁。其中，鼓励公众养成"七个习惯"：保持公共场所清洁、无虫；送回餐盘并保持桌子清洁；保持马桶清洁干燥；定期用肥皂洗手；如果身体不适需测体温并去看医生；打喷嚏或咳嗽时要用纸巾；及时清理垃圾桶。有关部门在全国范围内推出"新加坡清洁"质量标志，涵盖小贩中心、公交枢纽站、学校、政府大楼、酒店、会议场所、旅游景点、邮轮码头、机场候机楼、综合度假胜地、购物中心和餐饮场所等人流量大的场所。上级管理部门及其指定的第三方评估机构对公共场所进行卫生审核，以确保其保持较高的清洁度和良好的公共卫生环境。

2 月 18 日，新加坡财政部公布 2020 年的财政预算，特别拨出 64 亿新币（约合人民币 321.6 亿元）抗疫。其中，16 亿新币用于"关怀与援助配套"计划，为普通家庭提供保障并支付部分家庭开支。该计划主要措施包括：向符合资格的劳动者发放特殊工作津贴、向符合条件的居民发放超市代金券、向符合条件家庭提供额外水电费补助、社区发展委员会提供帮助贫困家庭的资助等。

2. 疫情严重阶段的社会管理

4 月 3 日，新加坡总理李显龙发表全国电视讲话，宣布政府决定在 4 月 7 日至 5 月 4 日期间要采取更严格的措施，防止病毒扩散。其具体要求有：餐厅、小贩中心、咖啡厅和美食广场等餐饮场所可继续营业，但仅限外卖或送货；除保障货物流通的海运服务外，暂停其他商业、社会或其他活动；关闭景点、主题公园、博物馆、赌场、公共游泳池、乡村俱乐部、健身房等体育娱乐设施；除上班通勤者外，所有人应尽量在其居住地内，减少非必要外出，不要聚会，社交活动应限于同一家庭的直系亲属之间。违反此规定将受到最高 1 万新元（约合 4.93 万元人民币）罚款或 / 和监禁 6 个月的处罚。

此外，学校全面关闭，所有小学、中学、大学预科和高等学校，包括特殊教育学校的学生，全部转为家庭学习。高级护理中心、日间康复中心、精神康复中心等也将关闭。

3. 维持基本社会服务

新加坡政府规定，即便在 4 月 7 日至 5 月 4 日执行更严格安全距离措施时，基本社会服务也要保证。医疗保健，社会服务，金融服务，清洁服务，运输服务，电信服务，与水、能源和环境相关的基本服务，以及理发等生活所需特定服务将继续运营。政府服务和公共服务的数字服务平台继续开放，但建议推迟任何非紧急访问。

慢性病患者的定期随访改为视频咨询。4月3日起，新加坡卫生部针对糖尿病、高血压、血脂紊乱、抑郁症、精神分裂症、双相情感障碍和焦虑症7种慢性病的定期随访推出社区卫生援助计划（CHAS）。通过视频咨询提供补助和医疗救助。

医疗保健服务部门可继续提供基本服务。公立和私立急诊病医院、社区医院、综合诊所、公共卫生防范诊所（PHPC）和肾透析中心，以及养老院、精神病康复院、家庭医疗、家庭护理、临时护理服务和送餐服务等居家和社区护理服务可继续提供基本服务。非PHPC的全科医生诊所、专科诊所、牙科诊所和中医诊所也可继续提供基本服务，但应推迟所有非必要预约，现场人员配置应保持在最低限度。

4.点评

2018年4月，世卫组织曾经进行的一项联合外部评估表明，新加坡在发现和应对潜在公共卫生紧急事件方面表现出强大的领导能力，世界卫生组织专家称其为"一个公共卫生应对行动的模范"。此次疫情应对过程中，其社会管理与服务工作从一个侧面反映出其应对突发公共卫生事件的较高水平。

| 第三节 |

救助行动的经验教训

救助行动是以服务受灾民众为中心的工作。其工作量大面广，工作难度大。需要体现以人为中心，充分动员社会力量并综合施策。

一、救助行动要与抗灾行动有机结合

救助行动以服务于受灾人员的衣食住行、医疗卫生等民生需求为目的，是危机应对以人为本的直接体现，其本质是服务。抗灾行动是防控危险源的行动，根本目的是减少危险源对人的伤害，其本质是管理。在受灾区域，被救助的人员可能由于自身的不安全行为或携带的不安全病毒病菌而成为抗灾的对象。因此，救助行动与抗灾行动要有机结合，在服务中融入管理、在管理中体现服务。

此次疫情防控就是抗灾行动与救助行动相互融合的典型例子。一方面，抗灾中要有服务。新冠肺炎患者的救治既是抗灾行动（与新冠病毒作斗争），也是救助行动（为患者生存服务）；另一方面，救助中要有管理。在武汉的社区，由于疫情的危险源包括居住在社区的新冠病毒病的无症状感染者、密切接触者甚至轻症患者，也包括所有可能被感人的居民，因此提供社区救助服务的过程中，要有抗灾行动（疫情防控管理）。社区既要为人民群众提供衣食住行基本生活保障，开展传统救助行动服务工作；又要进行社区疫情防控，管住人的不安全行为，寻找病毒携带者，开展抗灾性质的管理工作。

这就需要在各类危机事件应对中将抗灾行动与救助行动有机融合。在抗灾方面，实行联防联控、群防群治，建立健全区县、街镇、城乡社区等灾情监测、排查、预警、防控网络，严防死守、不留死角，构筑抵御灾情的严密防线。在救灾方面，在推行受灾社区或临时安置社区必要的严格管理措施的同时提供生活保障服务、常态医疗服务等。管理要与服务并行、硬管理与软服务并重，才能取得相得益彰的效果。

二、以保障困难群众生活为重点

受到危机与灾害影响的所有人都需要衣食住行用，但是生活条件好的家庭能够提供很大一部分自我生活保障，而部分困难群众则需要更多的国家救助与社会救助。

此次疫情期间，全国困难群众的生活救助工作量很大，各级政府为确保困难群众基本生活不受影响开展了最大规模的救助工作。

一是采取多种措施保障困难群众的基本生活。在湖北，政府对城乡低保对象、特困人员、重度残疾人、孤儿、留守老人、留守儿童等特殊困难群体，按照城市人员不低于 500 元、农村人员不低于 300 元的标准给予生活物资救助；设置临时安置点，为住宿困难的滞留人员提供集中安置，并按照每人每天 300 元的标准提供基本生活保障。在全国各地，截至 2020 年 3 月 31 日，政府累计设置安置点 69 个，安置将近 6000 人，救助 13000 多人，发放临时救助金 3500 多万元；一些地方向困难家庭发放了米、面、油、蔬菜、口罩、消毒液等实物。在这方面，发放消费券是具有保障困难群众生活和拉动受灾严重地区消费双重作用的举措。例如，4 月 19 日起，武汉市面向在汉所有人员投放总额为 5 亿元的"武汉消费券"，涉及餐饮消费券、商场消费券、超市（便利店）消费券、文体旅游消费券 4 类。其中，面向低保、特困和建档立卡贫困人口设置约 1800 万元的专用消费券，实行定向发放。为增加"武汉消费券"惠及力度，阿里巴巴、美团点评、腾讯 3 家企业还匹配了总价值约 18 亿元的平台、机构和商户消费券，消费者可将"武汉消费券"与这些消费券叠加使用。

二是加大特殊困难群体救助帮扶力度。平时，一些老年人、未成年人、残疾人、重病患者等特殊群体有家人监护或者照料，疫情发生后，这些监护人或者照料人可能因病被隔离治疗。全国各地民政部门则把这些人的照料任务接了过来，努力妥善照顾原本由被隔离收治人员负责监护或者照料的对象。另外，还有一些地方为一线防控人员子女提供临时全免费托养服务。

三是采取特殊帮扶措施。例如，1 月 27 日，武汉市文化和旅游局发布《致兄弟城市旅游行业同仁的一封信》，请求兄弟城市对在外旅行的武汉市民给予必要的帮助。全国各地迅速响应，安排酒店为湖北游客集中提供住宿。1月27日晚，长沙市要求：对湖北省来长沙人员，在排查无发热、咳嗽等疑似症状后，各县区市要给予适当帮助，统一征用酒店，统一进行医学观察和隔离，同时公布《关于对疫源地人员开放定点服务场所的名单》。此后，一天之内长沙接待了200多位武汉、湖北籍人士。

四是广泛开展心理援助。国务院联防联控机制要求各地设立应对疫情心理援助热线，向公众提供心理支持、心理疏导等服务。各地心理咨询机构、心理学教研机构纷纷开通援助热线，为疫情之下陷入心理危机的人提供心理援助。

五是提高社会救助工作效率。疫情之下救助工作也要创新，例如，一些地方运用大数据、互联网等手段，开展社会救助全流程线上办理。

三、通过团结共治凝聚救助力量

社会治理需要党委领导、政府负责、社会协同、公众参与的多主体共治。救助行动作为服务于广大群众的特殊社会治理实践，也必须实行共治，而且各方要团结合作、密切配合。

对于此次疫情过程中我国的社会共治状况，中国—世卫组织联合考察组认为："面对共同威胁时，中国人民凝聚共识团结行动，才使防控措施得以全面有效地实施。每个省、每个城市在社区层面都团结一致，帮助和支持脆弱人群及社区。"这具体表现在：

基层社会组织（社区工作站和卫生服务中心）发挥了关键作用。绝大多数社区能较好落实防控措施，落实居民自我隔离和市民遵守管理措施的监督工作。全国各社区实施了以家庭为基础的管理措施。例如，春节期间，全国30个省区市对来自武汉的500多万人口进行了登记管理。

社会力量的支持，是打赢这场疫情防控阻击战不可或缺的一环，也是政府力量的重要补充。特别是各类志愿行动、爱心捐赠行动在全社会抗疫过程中发挥了重要作用。广大志愿者在社区为居民生活提供支持，帮助居家隔离的群众解决实际生活困难。各地群众踊跃捐款捐物献爱心。有的歌手从国外背回了大量口罩支援武汉；有的艺人为武汉捐赠了多批物资。各种善举赢得网民好评，给疫情防控带来有力支援。在这场全民"战疫"中，暖心善举不胜枚举，彰显了国人战胜疫情的决心和勇气。

四、多法并用实行综合治理

社会治理需要综合运用法律、政治、经济、行政、教育、文化等各种手段，综合解决社会问题。救助行动面对量大面广的新形势新问题，也必须实行多法并用、综合治理。在此次疫情应对过程中，全国上下的救助实践充分体现了这一点。以下事例就充分展现了采用多种手段开展救助行动的效果。

完善人员管理的法治保障。疫情期间，全国各地出现多例新冠肺炎患者因故意隐瞒造成多人被感染、上百人被隔离的案例。在中央依法治国办等 6 家单位联合举办的新闻发布会上，最高人民法院负责人表示，已确诊新型冠状病毒或疑似感染者刻意隐瞒出入公共场所的，应当依法严惩。同时，要注重区分案件的不同情况，特别是行为人的主观心态，对于一些"明知故犯"的，可用以危险方法危害公共安全罪处罚。法律要长出"牙齿"来，把任性和妄为关进法治的笼子，为疫情防控提供法律支撑。

因地制宜开展社区服务。例如，上海注重靠基层智慧实现有效治理，仅社区组织买口罩这件小事就有不少创新：有的社区用电话、短信、微信预约等方式，使市民足不出户就能预约登记；有的社区由志愿者根据预约登记顺序，挨家挨户将口罩送到市民手里；有的农村社区允许重病人、失独老人等急需口罩者"插队"预约，确保"急需者先得";有的社区考虑到辖区内外籍人员较多,在宣传栏上贴了中、英、日、韩四种语言的口罩预约登记通知。因此,上海市统一预约登记购买口罩后,绝大多数社区的预约登记办理现场都井然有序,并未出现预想中"蜂拥而上"的情况。

为社会提供了新的信息技术解决方案。例如,远程办公、远程上课成为人们的新选择。2020 年 1 月 29 日到 2 月 6 日,腾讯会议日均扩容云主机接近 1.5 万台,8 天总共扩容超过 10 万台云主机,同时面向全国用户免费升级开放 300 人会议协同能力;"企业微信"发布"群直播"功能,在微信群里就能开展远程教学。又如,腾讯云助力全国各地政府部门上线近 30 款疫情服务小程序。深圳的"i 深圳"、重庆的"渝快办"、云南的"一部手机办事通"、辽宁的"辽事通"、山东的"爱山东"、河北雄安新区的"政通雄安"等移动政务服务平台均在疫情期间上线了疫情防控服务板块,开辟了网上政务服务办理绿色渠道。当然,从面上看,疫情初期很多平台还无法实现居民"线上申报登记",未能切实减轻基层统计填报负担。如何让城市数字化转型成果下沉到社区,如何利用大数据提高应急处置能力,让政务平台真正助力危机救助工作,仍有很大提升空间。

五、兼顾基本业务的持续运转

危机应对过程中,设法保障基本社会服务不被中断是政府的业务持续性管理范畴。对企业而言,危机过程中保持基本业务不中断是企业的业务持续性管理范畴。

在此次疫情防控期间,如何保障基本正常医务服务不中断,基本社会运行基础服务不中断?政府和企业的业务持续性管理经受着检验。

2020 年 2 月 18 日,为了防止出现医疗服务受到削弱、群众基本就医需求不能及时得到满足等问题,国家卫健委发布《关于加强疫情期间基本医疗服务管理 满足群众基本就医需求的通知》(国卫办医函

〔2020〕141号），要求除了毫不放松地做好疫情防控工作，还要同时重点保障肾功能衰竭、肿瘤以及其他需要维持定期治疗患者的医疗需求，保障孕产妇、儿童、老年人等重点人群的医疗服务，保障必需的急诊服务。要一手抓疫情防控、一手抓医疗服务，不能采取停诊的方式，将日常医疗服务一关了之。

┃ 第四节 ┃

怎样做到有效救助

一、明确危机事件救助行动原则

1. 抗救结合、相互支持

抗灾与救助行动在目的上是一致的，在工作内容上相互关联甚至相互交叉，因此要实行抗救结合、相互支持的行动原则。抗救结合是指在总体危机应对战役谋划中，把抗灾与救助行动统筹考虑，作出统筹安排；相互支持是指在抗灾与救助行动各自工作范围内考虑对方任务需求，在自身的业务清单中涵盖与对方任务相衔接的内容，做到对对方工作的切实支持。

2. 团结协作、多方共治

团结协作是指在党的领导下的各方合作，在政府组织整合下的各方合作。其要义，一是团结，各方围绕服务人民、救民众于水火的理念共同奋斗；二是协作，各方相互衔接、相互补台，有序开展救助行动。

多方共治是团结协作下的具体治理机制体现，其要义是"共"字。共治要求共同商量治理方案、共同开展治理活动、共同监督治理效果、共同享有治理成果。因此，多方共治需要相互尊重，相互协商，本质是发扬民主应急、民主协商精神。

3. 多法并用、创新克难

多法并用指的是综合运用法律、经济、行政、教育、文化等各种手段，综合解决救助行动问题。创新克难是指运用新的资源、遵循新的思路、采用新的方法来解决救助行动问题。

救助行动如果简单易行，如发钱即可，或者号召即可，则无须多法并用。正因为救助行动涉及广大人民群众的生存权，涉及衣食住行用方方面面，在危机状态下很难得到充分满足，所以要实行多法并用。而且，资源能力与需求目标的差距是无法仅仅用多出力气就能够满足的，因而必须实行思路与方法的创新，用创新来克难。

4. 业务持续、保障供给

业务持续是指危机应对过程中，政府提供的基本社会服务不中断，企业提供的基本市场服务不中断。政府组织救助行动在本质上就是面向受灾群众的业务持续性管理。因此，业务持续应作为一项危机应对原则，要在平时做好规划准备，提前有储备，还要能力有裕度，以便在紧急时做好支撑保障。

救助行动的目的是保障供给。有的保障任务并不比平时要求高，如日常衣食住行需求，只是在此时完成保障任务难度更大；有的保障任务需求陡增，如遗体处理服务，这时的保障需要提升服务的"产量"。

二、完善危机事件救助行动制度

1. 完善救助政策体系

有关的政策法规、预案标准等要在救助对象、内容、方式等方面作出更为全面的规定。救助对象上，要根据灾情，涵盖孤寡老人、孤儿与留守儿童、低保对象与特困人员、残疾人与精神障碍人员、被困人员与遭受困难的未成年人等；救助内容上，要包括实物救助、现金救助、心理救助、信息与知识救助、学习条件救助等；救助主体上，要涵盖官方救助、民间救助、境外救助等；救助方式上，要包括现场救助（面对面救助）、远程救助、赠予式救助、市场化救助等方式。

2. 完善提升社区救助行动能力制度

要制定完善面向救助行动的社会工作制度，加强社区功能建设，完善社区行动能力提升政策。社区作为最基层的社会单元，是救助行动的重要实施支撑点，也是最为薄弱的领域。要从制度上为社区救助行动提供方法支撑、能力建设指导，这样才能落实社区的应急救助功能。国家减灾委员会过去多年推行减灾示范社区建设，已经建立了面向自然灾害减灾的社区能力建设框架体系。今后应面向全灾种完善这一体系。

3. 完善社会组织参与救助行动制度

在现代社会，社会组织在救助行动方面会发挥越来越大的作用。因此，应当高度重视各类社会组织参与救助行动的制度建设。完善政府与社会组织相衔接的政策，使其在需要时为政府所用。要完善促进社会组织竞争性发展的政策，使其在竞争中发展壮大。要进一步建设好红十字会、慈善总会等大型社会组织，大力培育枢纽型、协调型社会组织，推动这些组织发挥救助骨干作用。

4. 完善业务持续性管理制度

要加强顶层设计，推进业务持续性管理规章制度和标准的制定与推广工作。在政府自身层面，要引入政府业务持续性管理概念，制定和完善业务持续性管理制度。面向公众提供服务的各有关部门都应当制定本部门、本系统的业务持续性管理预案。

5. 建立完善大数据救助行动服务平台

救助行动需要大数据支撑。为了使丰富的数据资源为救助行动所用，打破数据孤岛，要制定维护数据安全基础上的推进多平台链接、数据共享的大数据救助行动支撑平台。要完善公共安全领域数据归集、数据标准、数据征用制度，培育公共大数据应用生态系统。

三、提升危机事件救助行动效能

救助行动的本质是做好人的工作，这就需要引导、激励他人共同做好救助行动。

1. 指引方向，激励民众士气

危机事件面前，救助行动组织者要着力群众动员、凝聚人心、鼓足勇气、共克时艰，避免出现人心涣散的局面。提出危机应对的目标与愿景，宣传大灾不屈、战胜危难的进取型价值观。

迅速提出克服突发事件影响的目标和愿景能够给人以希望，大力传播战胜困难的积极价值观能够给人以信心。用激励人心的语言，用老百姓能听懂的语言，把政府的决心、信心、意志传达出去，使群众心往一处想、劲往一处使。

2. 以身作则，带头作出示范

救助行动组织者要通过自身的言行向群众展现积极负责的精神风貌。各级领导干部着力构建干群鱼水关系，通过在一线、在现场现身，通过认真的现场指导活动、对群众问寒问暖的慰问活动等，使群众切身感受到领导就在大家身边，正在与大家同甘共苦。

3. 整合资源，推动社会共治

基层党组织动员基层先进分子发挥先锋模范作用，想群众之所想、急群众之所急，用实际行动服务群众、发动群众。针对救助行动力量薄弱、防控任务繁重的问题，基层组织要想方设法整合人力资源，有效破解人力资源不足难题。可组织机关干部职工下沉到就近社区帮助工作，推动社区党员、入党积极分子、志愿者等以个人名义或志愿机构名义到社区报到等都是整合资源的有效方式。

要整合各方资源的过程中，要注意充分发挥各类社会力量的作用，保护好各方社会力量、志愿者参与救助行动的积极性、主动性。

第 十 章

舆论场

危机事件公共沟通

危机事件公共沟通是指事件发生后，政府机构或其他应急管理主体发布与广大公众、法人或其他组织切身利益相关的信息，引导社会舆论，管理舆论场的过程。危机事件公共沟通具有舆论环境复杂、时间要求紧迫、信息压力巨大等特征，对于处置主体而言高度敏感且难以处置。

| 第一节 |

风险的挑战

危机事件处置工作需要公共沟通部门加以配合，但危机过程中的舆论场又往往是极其复杂的。就此次新冠肺炎疫情应对而言，舆论场环境复杂、开放难控，沟通任务重压力大，所面临的风险挑战是空前的。

一、舆论环境复杂

危机发生后，社会舆论环境会发生显著变化。这包括媒体和公众对危机处置相关议题高度关注，信息传播量大、传播率高；极易产生各种不实言论，甚至恶意谣言。在舆论场高度开放的全媒体时代，舆论场的复杂性日益提高。

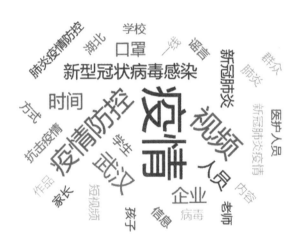

图 10-1 疫情发展初期网民关注的热词

二、公众信息需求迫切

危机事件打乱了正常的生产和生活秩序，媒体和社会公众对危机事件信息的需求迫切而敏感。人们急于尽快知道到底发生了什么、应该怎么办。这就要求政府迅速及时发布信息，形成有力的、稳定的、整体有序的信息流。

此次疫情发生后，关于疫情的家事（本地事）、国事、天下事，广大民众事事关心，带来了极大的危机事件信息供给压力。

三、信息来源不充分

由于危机信息的天然稀缺性和复杂性，与危机事件相关的完整的、全面的信息往往很难在短时间内充分获得。面对媒体和公众海量的信息需求，应急处置主体可提供的信息量相对有限，媒体和公众的信息需求会对处置主体形成巨大的无形的压力。

此次疫情应对过程中，公众对于新冠病毒的性状、传播、危害程度等专业信息需求很大，客观上却很难在短时间内得到充分的满足。这些都给公共沟通工作带来极大压力。

四、舆论管理难度大

为了维护意识形态安全，各个国家都试图以不同方式管理舆论场。但是在危机应对过程中，特殊的舆论环境会给舆论场管理带来极大困难。"事后诸葛亮心理"、"找替罪羊"心理、泄愤心理等群体心理会左右舆论场态势，给舆论管理带来极大困难。

此次疫情发生之时，正处在移动互联网络高度发达、全媒体高度发展的新形势之下，舆论引导难度不小。

| 第二节 |

典型案例：世界卫生组织的信息沟通

2020 年 1 月 1 日，世卫组织获知中国武汉市卫健委报告了不明原因肺炎疫情后，在该组织三个层级（总部、区域总部和国家一级）组建事故管理支持小组，进入抗疫紧急状态，也进入了密集沟通有关情况的状态。

1. 报告情况、提出建议

1 月 4 日，世卫组织在社交媒体上报道，湖北省武汉市出现一组肺炎病例，无死亡病例。

1 月 5 日，世卫组织发布关于疫情的第一期《疾病暴发新闻》(《疾病暴发新闻》是该组织面向科学界和公共卫生界以及全球媒体的主要技术出版物）。其中报告了中国通报的在武汉发生的聚集性肺炎病例患者状况，作出了疫情风险评估，提出了公共卫生对策建议。

1月10日，世卫组织根据当时对该病毒的了解，在线发布一整套综合性技术指导，向所有国家提供了如何发现、检测和管理潜在病例的建议。世卫组织总部与世卫组织各区域负责应急的司长分享了该指导文件，后者进而与世卫组织在各国的代表分享。其中，根据在SARS和MERS应对方面取得的经验以及已知的呼吸道病毒传播方式，世卫组织发布了感染防控指导建议，并建议在救治患者时采取飞沫和接触防护措施，以及医护人员在进行可产生气溶胶的操作时应采取的空气防护措施。

1月14日，世卫组织疫情应对技术负责人在媒体通报会上指出，该冠状病毒（在41例确诊病例中）或已出现有限的人与人传播，主要是通过家庭成员传播，并且表示具有在更大范围内暴发疫情的风险。该负责人还指出，根据在SARS、MERS和其他呼吸道病原体方面的经验，发生人际传播不会令人惊讶。

2. 宣布为国际关注事件

世卫组织对于疫情严重程度的认定是审慎和务实的，一是依据《国际卫生条例（2005）》宣布新冠肺炎疫情为国际关注的突发公共卫生事件；二是比照流感大流行的概念，评估认为新冠肺炎疫情可被认定为大流行病。

早在1月22—23日，世卫组织总干事根据《国际卫生条例（2005）》召集的突发事件委员会讨论新冠肺炎疫情。突发事件委员会认为，人际传播正在发生，但起源仍然未知（最有可能源于动物宿主），人际传播程度也仍然不清楚。因此，宣布其为国际关注的突发公共卫生事件为时尚早。但委员会随时准备在10天内再次举行会议。

1月30日，全球确诊病例总数为7818例，其中大部分病例在中国，82 例报告发生在中国以外的 18 个国家。世卫组织在当天的情况报告中指出，世卫组织对中国的风险评估为非常高，全球层面为高。世卫组织突发事件委员会提前开会，达成了共识，由总干事宣布这一新型冠状病毒疫情（2019-nCoV）构成国际关注的突发公共卫生事件。这是自《国际卫生条例（2005）》于 2005 年生效以来，世卫组织第六次宣布国际关注的突发公共卫生事件。

3 月 11 日，世卫组织对令人震惊的疫情传播程度和严重程度深感担忧，也对令人震惊的无所作为程度深感担忧，因此评估认为，新冠肺炎疫情可被认定为大流行病。

3. 表明世卫组织态度

随着疫情的发展，世卫组织每天发布消息、密集召开新闻发布会，不断表明推动疫情防控的态度。例如，3 月 7 日，世卫组织发表声明：全球 2019 冠状病毒病（COVID-19）确诊病例数已超过 10 万例。在这一严峻时刻，世卫组织提醒所有国家和地区，采取强有力的遏制和控制活动，这可大大减缓甚至逆转这一病毒的传播。声明说，中国和其他国家的行动表明，可以通过采取普遍适用的措施来减缓病毒的传播并减少影响。遏制病毒和减缓传播的每一项努力都可挽救生命。不采取控制措施，任由疫情蔓延，不应是任何政府的选择，这不仅对本国国民造成伤害，还会殃及其他国家。各级领导和各行各业的领袖必须挺身而出，在全社会实现这一承诺。

3 月 26 日，在二十国集团领导人应对 COVID-19 特别峰会上，世卫组织总干事谭德塞发表了讲话：

"我们正与病毒交战。若放任不管，这一病毒将会击垮我们。将近 50 万人已被感染，2 万多人丧生。大流行疫情正以指数速度蔓延。第一个 10 万病例用了 67 天，第二个 10 万病例用了 11 天，而第三个 10 万病例只用了 4 天，第四个 10 万病例仅用了 2 天。"

"如果各国不大力采取行动，数以百万计的人可能会死亡。只有时间才能告诉我们疫情究竟将造成多大的社会、经济和政治后果。但我们知道，我们最终付出的代价取决于我们现在做出的选择。这是一场全球危机，需要全球应对。"

他向各国领导人提出三项请求：

"首先是战斗，努力战斗，拼命战斗。勇猛投入战斗，挽救自己和他人的生命……"

"其次是团结。没有任何国家能够独自化解这场危机。我们需要同舟共济，只有这样，才能一道走出困境。这需要彻底改变做法，全球团结互助，各国分享经验、知识和资源，努力保持供应链畅通，并向需要援助的国家提供支持……"

"第三，引领。引领全球生产，提供我们需要的拯救生命的工具。引领疫苗和疗法创新。引领一场全球运动，确保今后不再发生这样的情况。我们现在采取的行动将影响未来几十年。"

最后，谭德塞说："COVID-19 使我们损失惨重，但它也给我们带来了团结一致应对共同威胁的机会以及建设共同未来的机会。我们可能说不同的语言，持不同的信仰，但我们同属人类大家庭。"

4. 点评

在疫情防控过程中，世卫组织依据《国际卫生条例（2005）》，做了大量工作。沟通是其主要工作方法之一，世卫组织的沟通总体上是及时、有力，有情、有义的。

| 第三节 |

公共沟通的经验教训

危机事件公共沟通关乎公众信息知情权和切身利益，需要及时、公开，努力赢得信任，将舆论引向正确方向。

一、以有序沟通把握舆论引导全局

舆论场作为危机应对的第二战场，应当是一个能够给公众带来正能量的舆论场。重大危机事件暴发后，从凝聚各方力量应对危机的角度、从避免引起误读而误导公众行为的角度、从展现一国精神风貌的角度，危机应对主体都应当开展有序沟通，避免不同人彼此矛盾或前后矛盾等现象。这就需要总体规划、积极引导、适度管控。

其实，国外也很注重沟通的有序和对全局的掌控。此次疫情期间，美国高层就很注重这一点。2020 年 3 月初，对本土新冠肺炎疫情的判断，美国疾控中心专家和白宫官员表态不一。前者曾暗示疫情向上拐点，后者则坚称疫情已得到控制。对此，时任美国副总统彭斯召集美国卫生部门官员学者开会，明确大家要"口径一致"，声明发布前需向他汇总（时任美国总统特朗普 2 月 26 日任命彭斯负责领导抗击新冠肺炎疫情工作）。可惜的是，总统本人发言却经常前后矛盾，成为美国疫情应对沟通中的一个纷争之源。

二、以信息公开回应信息需求

危机之中，公众需要获得充分的信息，这既有利于缓解信息饥渴，也有利于引导公众行为、使其加强自我防护，有利于与政府采取一致的行动。信息公开的重要性无论怎么强调都不过分。

新冠肺炎疫情暴发以来，国家和地方各级政府通过各种渠道发布疫情应对指导思想、疫情通报、自我防护知识、相关政策通知，在相当程度上满足了公众的信息需求。

在信息传播渠道高度发达的时代，公众需要更多权威的、完整的、一手的、准确的、及时的、结构化的、图形化的数据，需要更多的本地信息、自己周边的信息。传统的信息公开主要以非结构化的、文本的形式提供，而在大数据时代，结构化的、可机读的便于理解和加工利用的数据需求呼声越来越高。这就需要从信息公开走向数据开放，以电子化、结构化、可机读格式开放数据集。而且，政府将自己掌握的灾情数据作为基本原料开放给社会，社会力量可以参与数据的深度开发利用，实现政府与社会之间的数据协同治理。

三、细节决定新闻发布会的成败

一场新闻发布会，很可能万人瞩目。尽管无人能做到完美无缺，但是对基本细节准备充分、尽量圆满仍是可以做到的。

新冠肺炎疫情暴发以来，国务院新闻办、国务院联防联控机制、各地方政府都召开了许多次新闻发布会，总体上受到了好评，发挥了积极的信息交流、舆论引导作用。当然，危机中的紧急沟通也不可避免会出现这样那样的不足。在疫情初发的危急时刻，有关领导干部工作压力大、准备不充分，一些沟通中的瑕疵就难以避免。

这表明危机沟通绝不仅仅是语言的"艺术"。新闻发布会等公共沟通活动都是需要认真谋划和准备的系统性工作，任何准备上的疏忽都有可能引发沟通的纰漏，甚至催化舆论场风波。

四、正面回应舆论场不实言论

舆论场声音纷杂，如果对每一条信息都"较真"，恐将不胜其扰。但是，对于那些有重要影响的不实言论、对于被炒得极热的话题，官方仍需及时正面回应，既是以正视听，也是展现对公众尊重和负责的态度的需要。

五、专业性信息发布要讲求效果

在应对危机过程中，专业化信息往往对于理解危机的本质、应对方法极为关键，其内容也往往是公众非常好奇的。专业化信息发布实际上是一个科普过程，即用通俗语言向公众传递信息的过程。

此次疫情防控过程中，不乏精彩的科普故事。天津市疾控中心传染病预防控制室主任张颖讲解其新冠肺炎患者的流行病学调查"侦探故事"就既清楚又吸引人。上海张文宏医生面对疫情防控时表示，"新冠"病毒可控可治，下阶段要注意"闷"——做好隔离防护；而对抗病毒最有效的方法就是"熬"——通过自身免疫力对抗病毒。这既体现了专业素养，也较好传递了疫情防控的理念和知识。

相反，"气溶胶传播""新型冠状病毒属于 SARS 相关冠状病毒"等专业信息的发布，未能获得理解，引发公众更多疑惑，甚至诱发了焦虑不安的情绪，则是需要研究改进的例子。

第四节

怎样做到有效沟通

在高度开放的全媒体时代，社会舆论情绪化特征明显，舆论场成为突发事件应对的第二战场。一方面，危机涉及广大人民群众的切身利益，客观上舆论场话题不断、波澜迭起；另一方面，舆论引导工作的某些缺位或偏误轻则引发舆论风波，重则诱发舆论场突发事件、形成衍生灾害。各级党委、政府应站在维护国家安全的高度、维护广大人民群众根本利益的高度，着力审慎做好社会舆论引导工作。

一、明确危机事件公共沟通原则

1. 明确方针、协同推进

面对危机事件，公共沟通的主体要明确沟通方针，多主体协同推进沟通工作。

危机事件的舆论场高度敏感，要以正确的方针引领公共沟通工作。对于自然发生的巨灾，要鼓舞士气、弘扬大灾不屈精神；对于责任事故，要展现担当精神、不回避问题的态度；对于复杂敏感事件，要亮明态度、无畏无惧。而所有这些情形下，都要坚持以人为本、为人民根本利益负责、为国家利益担当。

公共沟通不是靠一家新闻单位就能包下来的，必须多主体协同推进。协同不是追求没有差别的一个声音，而是要在统一指挥下，像乐队一样，各种角色发挥各自的特长和优势，发出自己的声音，做好自己的事情。

2. 及时迅速、密集主动

危机沟通与常态下的"四平八稳"沟通姿态不同，要在节奏和姿态上体现及时迅速、密集主动。

当危机降临，就会瞬间产生强烈的信息需求。这就需要在第一时间发布突发事件相关信息，即及时发布信息；要尽快获知更多的情况并迅速发布信息。

不仅要及时迅速，还要根据事态发展和处置情况高频率地适时做好后续信息发布工作，即频繁发布信息。要打破先做后说、多做少说、只做不说等低调被动的沟通习惯，主动发布信息，把握舆论引导的主动权。

3. 客观公正、引导回应

危机沟通在内容上与常态下的沟通要求类似，都要客观公正、引导回应。所不同的是更加讲求实效和策略。

客观、准确的信息内容，公正公平的态度表达，关乎信息发布者的权威性与公信力，不可不慎，无论如何都要坚持做好。讲出来的内容要客观、准确，态度要公道、正派，要能够经得起历史的推敲。

危机事件下的舆论场是高度感性的、高度复杂的。这就要坚持正确的政治方向，对舆论加以主动引导，对质疑或关注加以及时回应。引导和回应要讲求效果，不能过于生硬或强词夺理。应机智引导、巧妙回应。对善意的批评、意见、建议应认真听取，对借机恶意攻击的要坚决依法回击。

4. 创设话题、创新方法

舆论场是不稳定的动态心理场，人们的注意力会随着动态信息的流转而流转。引导舆论场，沟通内容要有新意，沟通形式要有新招，即要创设话题、创新方法。

在内容方面，创设话题应当根据形势的发展，主动引导人们的注意力转向更加理性，更加积极，更加有助于化解危机、推进社会进步的方向。这就要善于捕捉话题机会，因势利导，做好文章，在全社会激发正能量、弘扬真善美。

在形式方面，要适应公众获取信息渠道和习惯的变化，充分利用大数据、全媒体条件下的信息化智能化手段，充分发挥创意思维的作用，用新奇和出其不意的方式推出话题，吸引舆论注意力，引领舆论新潮流。

二、完善危机事件公共沟通制度

1. 统一信息发布制度

在有关规章和预案中明确危机事件的统一发布制度。在新闻宣传部门统一规划引领下，党政领导机构、应急处置机构、属地管理机构、专业技术机构等相关各方要相互协调配合，搞好新闻发布活动。要在应急指挥部的统一领导下，搭建危机事件发布平台，明确信息发布制度和各机构协同配合的信息发布体系。各方要共享信息、共商方案，合理分工、协调行动。

2. 完善信息发布流程

突发事件信息发布要依照相关的政策法律规定制定严格的流程规范。突发事件信息发布流程通常包括收集、整理、核实相关信息，确定发布目的、重点、时机，确定发布方式并适时发布，确定后续发布或补充发布的节奏。

3. 健全全媒体舆论引导制度

健全风险治理领域网上网下、体制内外、多种媒体并用的主流舆论引导工作格局，建立以内容建设为根本、先进技术为支撑、创新管理为保障的全媒体应急传播体系。改进和创新应急题材的正面宣传，健全重大舆情和突发事件舆论引导机制。

健全网络媒体管理制度，推动落实主体责任、主管责任、监管责任。

4. 完善公共舆情大数据监测系统

充分运用大数据和人工智能技术，建设更为灵敏的社会舆论感知、风险预警、协助干预系统平台。该平台能够在人机结合的机制下，汇聚民众公共观念、社会心理、关注热点等的社会动力学数据，随时感知异常信息、发出警示提示、生成处置建议。

三、提升危机事件公共沟通效能

1. 及时收集动态信息，进行舆情研判

舆情信息收集是危机沟通的重要基础性工作。

勤于收集舆情信息。舆情信息收集既可以发现关键敏感舆论信息，准确把握社会心理动态，还可以获得有启发性的改进工作意见建议。

准确把握舆论场态势。充分利用大数据，分析技术动态，分析舆情特征和走向，及时掌握舆论关注的热点问题、识别潜在热点问题。

把握好舆论管理的度。加强网络媒体管理，推动落实主体责任、主管责任、监管责任的同时，审慎做好舆论管理工作。在对个别言论性质的判断上，要善于区别正常情绪发泄和恶意带风向、区别善意批评意见和恶意否定性言论。

2. 做好具体宣传报道业务工作

主动提供官方信息和新闻线索，高频度地组织好现场采访、媒体专访、新闻通气会、新闻发布会等活动，有效引导新闻界开展正面宣

传工作。在应急沟通过程中，应把每场沟通活动都作为一项精致的系统性工作来做。

沟通策划。沟通策划时要明确目的目标，明确要传达什么信息，是数字、信心，还是示范？都要预先界定清楚。一般来说，信息发布的目的是通过权威信息发布做好舆论引导工作，使公众掌握突发事件相关情况，采取相应措施避免遭受更大损失，同时使公众了解、监督政府应对突发事件的举措与行为；发布的重点包括突发事件的性质、程度和范围，受影响的公众及其行为建议，事态发展的趋势，以及政府已经和正在采取的应对措施，等等。

沟通准备。沟通准备工作要深入细致，口径要一致、数字要准确、角色分工要明确、沟通议程要清楚。负责突发事件处置的政府和其他处置主体通常是信息发布的第一责任人，应该遵循"谁发布、谁负责"的原则，及时收集、整理、核实相关信息，从源头上切实做好信息的分析研判工作，严格保证预警与处置等突发事件信息的真实、客观、准确与全面。

面对面沟通。具体沟通方式要综合考虑突发事件的性质、程度、范围，传媒的特点，目标受众范围与接受心理等因素。面对面与媒体沟通时要全方位考虑效果，着装、体态、口吻、言辞都要恰如其分。如果时间允许，可通过沙盘推演、预演等方式为正式沟通活动做更为充分的准备，尽力使每次应急沟通活动都发挥最大的效能。

需要指出的是，应急处置是第一位的；处置得当有效，正能量的传递才有坚实的客观基础。

3. 应对好舆论危机

舆论危机是指公众对突发事件或负面现象表达自己的信念、态度、意见和情绪等，造成社会舆论影响范围空前扩大，并给当事人造成危机感的现象。从传播学的角度看，舆论危机是在某一时期或某一事件中，各类媒体对某人、某单位、某政治集团或国家的片面、偏激或敌对的舆论占据主导地位，并使绝大多数受众的情绪、思维和行为等产生共鸣的一种舆论传播现象。在新媒体空前发达的时代，舆论危机可能是由突发事件或突发事件处置不当引起的，也可能是由某些负面现象引起的。舆论危机一旦发生，其本身就构成了一种特殊的"突发事件"，需要正确应对。

第一，端正态度，有序应对。处置主体要密切跟踪舆情发展动向，沉着冷静，对于负面舆论要端正态度、自查自省，全面剖析舆论危机暴发的内因外因，做到心里有数。

第二，及时发布权威信息。处置主体要抢抓时效，在第一时间把手中掌握的、媒体和公众渴望获得的权威信息发布出去，抢占舆情制高点。通过权威信息来调控舆情，用权威信息这根"缰绳"去牵住舆论的"牛鼻子"。

第三，有力应对负面信息。对于舆论场中已经被证明是谣言的消息，要态度坚决地予以否定；对于网络上的某些敌对势力故意释放的蛊惑人心、恶意闹事的消息，要迅速封堵。

第四，做好负面情绪疏导。通过正面回答公众关心的问题，客观公正地公布事件真相，以发帖、跟帖等亲近网民的形式坦诚地与网民交换意见，缓解公众的对立情绪。

风险治理领导力之三

重大风险治理的战役领导力

重大风险演化为危机之后，一场化解危机的战役就拉开了帷幕。此时，各种困难挑战和千头万绪的工作一起涌来，需要领导集团迅速谋篇布局、作出决策，下好危机应对战役这盘棋。风险治理的战役领导力体现在以总体决策引领，做好布局、引领方向，推动解决关键环节问题。

此次疫情发生后，2020 年 1 月 20—25 日，战役的序幕逐步拉开，中国人民在以习近平同志为核心的党中央坚强领导下，打响了疫情防控的人民战争、总体战、阻击战，终于遏制住疫情的蔓延扩散，为世界作出了榜样。国际社会普遍认为中国采取的坚决有力的防控措施，展现的出色的领导能力、应对能力、组织动员能力、贯彻执行能力，是其他国家难以做到的，其中的领导力启示十分深刻。

一、作出关键决策部署

在军事斗争中，要打赢一场硬仗，首先需要运筹帷幄，提出总体作战方针与作战策略。在危机事件处置过程中，也需要首先明确总体应对方针，然后在整个战役进程中坚决贯彻执行。

此次疫情暴发后，党中央和习近平同志审时度势、综合研判，及时作出关键决策，明确了一系列疫情防控的工作方针，为全国疫情防控工作指明了方向。

总要求：坚定信心、同舟共济、科学防治、精准施策。

总目标：坚决遏制疫情蔓延势头、坚决打赢疫情防控阻击战。

统筹作战：把坚持全国一盘棋、统筹各方面力量支持疫情防控作为重要保障，把控制传染源、切断传播途径作为关键着力点，加强对疫情防控工作的统一领导、统一指挥、统一行动。

核心任务：提出早发现、早报告、早隔离、早治疗的防控要求和集中患者、集中专家、集中资源、集中救治的救治要求，把提高收治率和治愈率、降低感染率和病亡率作为突出任务来抓。

全面控制疫情：立足地区特点和疫情形势因应施策，把武汉和湖北作为全国主战场，对其他省份加强分类指导，严守"四道防线"，步步推进、层层深入，形成了全面动员、全面部署、全面加强疫情防控的格局。其中，"四道防线"指：第一道防线为社区分级诊疗、网格化管理；第二道防线为布控集中隔离点，阻断疑似病情的扩散；第三道防线为"方舱医院"主攻轻症患者；第四道防线为定点医院，抢救重症、危重症患者。

二、全面展开战役布局

在军事斗争中，一场战役要在多个战场、多条战线展开。危机应对的阻击战也面对多个领域，往往是一场全方位的人民战争和总体战。我国在历次巨灾应对过程中积累了丰富的战役斗争经验。

此次疫情应对较以往的灾害应对任务更艰巨，战役布局也更为宏大。

（1）中心战场：党中央把武汉和湖北的疫情防控作为重中之重，提出内防扩散、外防输出的明确要求，强调要采取更加严格、更有针对性、更加管用有效的措施，把疫情扩散势头遏制住。中央政府举全国之力对武汉和湖北予以支援。为加强统一指挥，中央派出指导组赴湖北加强指导和督查。

（2）面上战场：中央政府统筹抓好其他地区防控工作，向社会发出减少人员流动、协同抗击疫情的号召，并及时延长春节假期，提前部署延迟开学、灵活复工、错峰出行，要求在健康监测、人员管理等方面采取严格措施；各省区市相继启动重大突发公共卫生事件一级响应，构建联防联控、群防群控防控体系；北京、浙江、广东等人口流动大省大市及湖北周边省市加强防控，采取针对性措施外防输入、内防扩散。

（3）应急保障：采取措施支持医用防护服、口罩等急需医疗物资生产企业迅速复工达产，多种方式扩大产能产量；对重要物资实行国家统一调度，建立交通运输"绿色通道"；多措并举保障重点地区医用物资和生活物资供应；抓农副产品生产、流通、供应，做好煤电油气等供应，保障全国生活必需品市场总体稳定；全力推进防疫医药研发和临床应用。

（4）维护秩序：维护医疗秩序、市场秩序，严厉打击涉疫违法犯罪；督促一些地方纠正过头防疫行为，维护交通干线秩序。

（5）舆论引导：加大舆论宣传工作力度，统筹网上网下、国内国际、大事小事，营造强信心、暖人心、聚民心的氛围，为疫情防控营造良好舆论氛围。具体包括：规范和完善信息发布机制，引导正能量；广泛普及疫情防控知识，引导群众增强自我防范意识和防护能力；及时回应社会关切特别是群众的集中诉求，不回避矛盾，积极推动问题解决；改进和加强对外宣传，运用多种形式在国际舆论场及时发声，讲好中国抗疫故事。

（6）国际合作：积极主动同世卫组织、国际社会开展合作和信息交流，迅速分享部分毒株全基因组序列，成功研制快速检测试剂盒，为遏制疫情在世界蔓延作出努力。

三、发挥政治引领作用

如同军事斗争一样，危机应对战役目标的达成要靠一线的战斗力、执行力来保证。为落实顶层总体决策和战役部署，危机应对的战役领导力还体现在对执行力的发动上，体现在领导集团对全社会的政治动员与引领作用上。

此次疫情发生后，中共中央印发了《关于加强党的领导、为打赢疫情防控阻击战提供坚强政治保证的通知》，向全党发出"疫情就是命令，防控就是责任"的号召；各级党组织把投身防控疫情第一线作为践行初心使命、体现责任担当的试金石和磨刀石，确保党中央重大决策部署贯彻落实；各级党组织发挥了抗击疫情的政治引领作用。

（1）党委、政府。各级党委、政府把打赢疫情防控阻击战作为当前的重大政治任务，增强"四个意识"、坚定"四个自信"、做到"两个维护"，加强统一领导、统一指挥，全面动员、全面部署、全面加强工作，把党的政治优势、组织优势、密切联系群众优势转化为疫情防控的强大政治优势。要动态把握疫情防控工作的态势、查找其中存在的问题，对疫情防控工作作出前瞻性部署，对破解难点问题作出系统谋划，牢牢把握疫情防控的主动权。

（2）党政干部。习近平同志要求各级干部增强必胜之心、责任之心、仁爱之心、谨慎之心。各级党政领导干部特别是主要领导干部大都能够坚守岗位、靠前指挥，深入防控疫情第一线，及时发声指导，及时掌握疫情，及时采取行动，做到了守土有责、守土尽责。

（3）基层党组织和广大党员。基层党组织和广大党员全面动员起来，发扬不畏艰险、无私奉献的精神，坚定站在疫情防控第一线，大都做到了哪里任务险重，哪里就有党组织坚强有力的工作，哪里就有党员当先锋作表率，发挥了战斗堡垒作用和先锋模范作用。医护人员中的党员、干部勇挑重担、迎难而上，在医疗救护、科研攻关、基础预防等岗位发挥了骨干作用。

（4）考核激励。各级党委把领导班子和领导干部在疫情防控斗争中的实际表现作为考察其政治素质、宗旨意识、全局观念、驾驭能力、担当精神的重要内容；注重激励引导广大党员、干部特别是领导干部在疫情防控斗争中挺身而出、英勇奋斗、扎实工作，经受住考验，切实做到守土有责、守土担责、守土尽责；在疫情防控第一线考察、识别、评价、使用干部，对表现突出的及时表扬表彰、大胆使用，起到了积极的示范作用。

四、果断处理各种问题

危机应对需要整个指挥与执行体系良性、高效运转。如何解决跟不上步伐甚至发挥反向作用的掣肘问题考验着危机应对的战役领导力。此次疫情应对中，党中央对此类问题态度坚决、行动果断，保证了疫情防控工作的顺利处置。

在总体政策层面，要求严格明确。对党中央决策部署贯彻落实不力的，对不服从统一指挥和调度、本位主义严重的，对不敢担当、作风漂浮、推诿扯皮的，除追究直接责任人的责任外，情节严重的还要对党政主要领导干部进行问责；对失职渎职的，要依纪依法惩处；坚决反对形式主义、官僚主义，让基层干部把更多精力投入到疫情防控第一线。

第 四 篇

战 略 性
风 险 治 理

战略性风险治理是指着眼于风险治理的使命与方向、着眼于宏观总体和长远未来的国家风险治理布局。战略性风险治理涉及与风险相关的经济支撑与经济发展，涉及风险治理活动与风险治理体系，涉及国家自身风险治理与全球风险治理。因此，本篇把战略性风险治理分为兼顾安全与发展、兼顾国内外安全、兼顾安全与改革三个领域，分别讨论应急经济治理、体系相关问题、国际相关问题。

上述三个领域的战略性风险治理不仅着眼于战略长远，而且要统筹谋划危机中的应急治理和危机后的安全治理两方面，但是其落脚点是战略性考量。

就非典疫情、新冠肺炎疫情等公共卫生事件而言，其经济支撑和经济影响、跨国蔓延与国际合作、当前矛盾与未来改革等问题都十分突出。本篇将重点结合相关案例讨论战略级风险治理之道。

第 十 一 章

"大棋局"

兼顾安全与发展

发展是第一要务，安全是发展的保障。小处着眼，抓好安全生产就能够减少企业损失、经济损失；大处着眼，抓好公共安全、国家安全就能够保障国家发展的大局。在重大风险面前，尤其是在正在发作的危机面前，兼顾安全与发展两件大事具有战略意义。

总体国家安全观要求"统筹发展与安全"。正如习近平同志所强调的，"全面贯彻落实总体国家安全观，必须坚持统筹发展和安全两件大事，既要善于运用发展成果夯实国家安全的实力基础，又要善于塑造有利于经济社会发展的安全环境"。这是一个立意高远、内涵深刻的命题，其发展是指经济、政治、文化、社会、生态文明各领域的发展，其安全包括国家各个领域的安全。

本章以"兼顾安全与发展"立论，是在总体国家安全观指引下，重点讨论与安全风险相关的经济支撑课题。具体说，一是危机事件发生时如何以经济活动支撑危机应对；二是危机中近期如何迅速恢复经济运行；三是危机中远期如何迅速重建地方或行业经济；四是危机长尾期乃至常态下如何维护经济系统安全、提升经济系统韧性。因此，本章在兼顾安全与发展的大范畴下，凝练出"应急经济治理"这一主题，回答应急经济治理的经验教训有哪些，以及如何搞好应急经济治理等重要问题。

｜ 第一节 ｜

风险的挑战

发展的主体是经济发展，尤其是实体经济发展。这次疫情的严峻形势给发展带来了极大的挑战。一方面是疫情对经济支撑提出难度极大的保障要求；另一方面是疫情给经济社会系统的正常运行带来了严峻的风险。其任务之艰巨、挑战之巨大、环境之复杂前所未有。

一、应急保障的挑战

在危机事件处置过程中，应急指挥协调需要应急通信系统保障与应急交通体系保障，抗灾行动需要应急救援物资保障，受灾人员救助需要生活物资保障，而所有参与应急处置的人员与队伍也都需要后勤保障。这些保障需求往往来得急、数量大，有的还属于稀缺资源，难以及时满足。对于一些物资保障需求，国家应急和地方应急储备可以解决；另一些需求可以通过预先规定的征用机制、共享机制、应急生产机制来解决；还有一些需求完全超乎意料，只能在危机发生后，临时采取措施加以解决。

此次新冠肺炎疫情暴发后，抗击疫情使部分医疗物资的全球需求猛增，医用口罩、呼吸机、防护服等的需求急剧上升。危机之下，国家经济系统要为抗击疫情前线提供充足的"武器"和"弹药"，这就给各国生产系统提出极大的临时保障的需求与挑战。又由于疫情造成企业人力资源等生产要素供给不足，造成交通与货物供应的不便，正常市场物品供应都成了问题，还要供应急剧增长的应急救援、救助所需物资，生产系统所面对的挑战前所未有。

二、经济恢复的挑战

危机会给经济发展直接造成极大困难。而大灾之后，经济恢复又会面临劳动力、资金、原材料等要素供应不足，市场疲软等困难，造成恢复乏力。

以新冠肺炎疫情防控为例，随着疫情防控工作取得成效，复工复产的困难就很多：一是人员流动"痛点"，一些关键岗位员工受困于疫情严重地区出不来，很多务工人员因当地"严防死守"不出来；二是现金流"断点"，经济活动停摆使一些行业的支付与结算受到影响，使一些中小企业的现金流断裂；三是原材料供应"卡点"，部分重要原料企业没有复工复产，导致一些企业出现了原材料短缺；四是物流运输"堵点"，疫情严重地区物流运输受到一定限制，导致一些企业复工受到影响。

三、地区重建的挑战

巨灾之后，受灾地区的房屋建筑、基础设施、自然环境等遭到严重破坏，亟须尽快实施重建。例如，在重大地震等灾害发生后，我国通常要求尽快启动3年重建工程。重建工作一般包括灾区群众住房重建、当地基础设施重建、城镇重建、公共服务设施重建、生态环境重建等。这些工作往往时间紧、任务急、要求高、难度大，对于重建主体（往往是地方政府）是极大挑战。

四、经济安全的挑战

重大危机事件会造成全国乃至全世界的经济体系紊乱，经济衰退，一些国家不良的经济金融政策可能会造成全球经济波动甚至衰退。所有这些都会影响我国国家经济稳定与经济安全。

此次疫情发展带来诸多经济困难，甚至有引发全球经济衰退的风险。疫情全球蔓延给做好稳就业、稳金融、稳外贸、稳外资、稳投资、稳预期工作带来新的困难；给产业链安全稳定带来威胁。疫情长期化还将给国家经济发展与经济安全带来极大威胁。

｜ 第二节 ｜

典型案例：疫情下的中国产业经济

在我国，疫情蔓延态势得到了有力的遏制，但疫情对我国经济的负面影响也持续显现，企业生产经营受到较大冲击，产业链循环严重受阻，主要指标波动超出预期。2020 年前两个月，规模以上工业增加值同比下降 13.5%，实现利润同比下降 38.3%，企业亏损面达到 36.4%。在 41 个大类工业行业中有 30 个行业工业增加值降幅达到两位数，中小企业、劳动密集型行业受冲击影响较大。疫情对交通运输、文化旅游、酒店餐饮和影视娱乐等服务消费行业影响比较大。疫情下的经济怎么发展的确是极大的挑战。

1. 保障抗疫物资

工欲善其事，必先利其器。抗疫物资是有效应对疫情的重要保障。在我国，8 万余名确诊病例、全国性的疫情防控需要极大的医疗医用物资支撑，需要物资供应链的全链条联动，需要整个经济系统的支撑。这一切对于中国这样的产业门类最齐全的大国也并不容易。关键是要以发展生产保障抗疫物资供应。

疫情发生以来，党中央和国务院高度重视医疗物资保障工作。2020 年 1 月 29 日，李克强同志主持召开新冠肺炎疫情工作领导小组会议时，就要求全力做好医疗防控物资保障，科学优化重点物资配置和使用范围，要求各地迅速组织医用防护服、口罩、医用护目镜、负压救护车、相关药品等生产企业复工复产，实施税收、金融等支持政策。国务院联防联控机制医疗物资保障组多次召开复工复产动员会，对医疗防护、消杀用品、检验检测、医疗药品和医疗设备五大类医疗物资进行了全面的复工复产和转产扩产的动员。在各方共同努力下，医疗物资的产能不断释放，湖北一线医护人员所需要的重点医疗物资很快得到了基本保障。其间虽然也一度出现了吃紧情况，但总体上有力保障了我国疫情防控。例如，防护服，1月28日日产量不到1万套，但到2月下旬日产量已达到20多万套；生产企业刚开始不到20家，后来有上百家企业陆续开工。又如，口罩，全国除西藏外有30个省区市陆续新上了口罩生产线。再如，负压救护车、呼吸机、心电监护仪、各种测温仪等十大类医疗设备都基本满足急需。截至3月29日，主要呼吸机企业累计向全国供应呼吸机2.7万多台。

2. 复工复产

2月3日，习近平同志在中央政治局常委会上发出统筹疫情防控和经济社会发展、维护好"六稳"工作的政治要求。各地和各部门积极启动复工复产的相关工作。

（1）推动劳动就业。推动就业工作有两个重点，即农民工和高校毕业生。我国农民工总量为2.9亿人，其中，外出就业的有1.7亿人。2020年还有创历史新高的874万名大学毕业生。对此，国家多措并举，提出一系列保障就业、拓宽就业渠道的政策措施。

表 11-1　国家推动就业举措

措施	农民工	高校毕业生
1	通过专车、专列、包车等方式，成规模、成批次组织农民工返岗复工	补贴中小微企业招用毕业生，要求国有企业连续两年扩招毕业生
2	加强输出地和输入地信息对接，组织定向劳务协作，引导有序求职就业	扩大基层公共管理和社会服务岗位、基层服务项目招募毕业生
3	支持多渠道、多方式就近就地就业	扩大大学生应征入伍规模
4	企业复工复产、重大项目开工、物流体系建设等优先使用贫困劳动力	支持企业、政府投资项目、科研项目设立见习岗位
5	支持扶贫龙头企业、扶贫车间复工复产，公益性岗位优先安排贫困劳动力	提供户口档案保管便利、线上求职服务等全方位服务支撑

（2）财政金融支持。财政部、中国人民银行等部门积极作为、精准施策，出台一系列发挥财政金融调控政策对冲疫情给经济平稳运行带来的负面影响。

表 11-2　国家对冲疫情影响的财政金融措施

措施	财政政策	金融政策
1	给予受疫情影响较大行业税费优惠	支持商业银行加强支农、支小再贷款、再贴现，发行金融专项债券等
2	普惠性的阶段性减免社保费、医保费，缓缴停缴住房公积金	支持政策性银行对制造业、农业、外贸等中小微企业加大信贷
3	通过失业保险稳岗返还、职业培训补贴等支持企业稳定现有的就业岗位	对受疫情影响较大行业和中小微企业加大信贷投放
4	对受疫情影响的小微企业降低融资担保费	指导商业银行提升风险识别和风险管理能力，降低不良贷款率

（3）畅通产业链。国家工信部组织行业协会和专家梳理摸排了多条产业链上 92 家龙头企业一共带动上下游 40 多万家中小企业复工复产，为中小企业的发展提供了助力。各地也采取了各种有效措施。例如，江西分产业、分区域、分专题组织开展产业链专项对接活动；福

建省三明市搭建钢铁与装备制造、新材料、现代农业等产业链协作配套平台，线上匹配生产设备、工厂、仓储物流或原材料的供需信息；福建省石狮市还举办品牌服装网上直播专卖节。

3. 某些行业的机遇

危中有机。一些行业抓住了机会，通过积极创新在疫情防控中获益。

网络购物行业。大量的居民选择闭门不出，刺激了网上购物平台的增长。盒马鲜生、京东到家、每日优鲜、永辉生活、苏宁生鲜等生鲜电商订单猛涨。美团"无接触配送""无接触安心送"等做到无接触的同时实现全过程食品安全信息可视化可追溯。之前大量不曾在网上采购消费的居民，现在纷纷在网上下单购买。

网络游戏。大批人员宅在家里，网游行业再现新增长机遇。春节期间王者荣耀、和平精英两大主要在线游戏日均活跃用户数增幅在60%—100%，收益颇大。

线上教育行业。教育部发布《关于2020年春季学期延期开学的通知》后，"停课不停学"成为各地教育行政部门和大中小学的唯一选择。不仅各地大中小学大力推行线上教育，新东方、学而思等线上教育企业也纷纷推出相关线上教学方案。人民网慕课等品牌共同发起"十万个在线教室"公益行动。灵活、互动的在线教学形式，成为替代传统课堂教学，实现人人皆学、处处能学、时时可学的重要途径。

互联网医疗行业。这次大规模的在线问诊增加了消费者对于线上医疗的信任度，在用户体验和使用习惯等方面都产生了良好的效果。医院对开展线上业务作出了新的探索，互联网医疗企业与医院的合作增加，医药电商也培育了大量的用户。医疗健康行业的发展也与各行各业或同频共振，或相互衍生，或相互渗透。例如，阿里健康、腾讯健康、平安好医生、微医、医联、丁香医生等平台都开通了在线义诊，初筛普通感冒和新冠肺炎，缓解线下压力，减少交叉感染，也让更多人体验了互联网医疗。

4. 点评

如何对冲疫情对经济社会发展造成的损害是全世界共同面对的难题。中国政府和产业界付出了自己的努力，为兼顾安全与发展做出了切实贡献。

| 第三节 |

应急经济治理的经验教训

危机之中所有国家都希望尽快重启经济、降低影响，但是希望和现实之间往往矛盾突出。这就需要经济治理措施系统配套、稳健可行。

一、国家战略决策部署发挥引领作用

经济社会是一个复杂庞大的系统。犹如一列高速行进的列车，一旦按下暂停键，再启动恢复，会面对一系列挑战和难题。危机之下的经济保障和经济恢复与重建都需要有顶层引领。

此次疫情发生后不久，2020 年 2 月 8 日，国务院联防联控机制印发《关于切实加强疫情科学防控　有序做好企业复工复产工作的通知》。通知要求按照科学、合理、适度、管用的原则制定针对性措施。3 月 18 日，国务院办公厅印发《关于应对新冠肺炎疫情影响　强化稳就业举措的实施意见》。该《意见》立足当前推动尽快返岗复工，着眼中长期多措并举拓宽就业渠道，实施精准防控，突出重点群体，强化兜底保障。接着，国务院又召开电视电话会议作出全面部署。

除了复工复产，还要设法通过"新基建"投资拉动经济。2 月 14 日，中央全面深化改革委员会会议提出要"打造集约高效、经济适用、智能绿色、安全可靠的现代化基础设施体系"。3 月 4 日，中央政治局常

委会强调，"要加大公共卫生服务、应急物资保障领域投入，加快 5G 网络、数据中心等新型基础设施建设进度"。

在这些决策部署指引下，我国形成了坚持应急处置和常态化防控相结合，有力有序积极推进复工复产的一系列政策措施。国家采取有效措施加大企业帮扶纾困力度，推动全产业链协同复工，结合补短板、发展壮大新兴产业和保障改善民生等扩大国内有效需求，加大改革力度，更有效地激发了市场主体活力，增强了经济回升动力。

遗憾的是，国外一些国家领导层在疫情仍然严重时急于重启经济，却缺少严格的安全保障措施，结果造成疫情的持续和反弹，反而欲速则不达。

二、有关部门扎实推动搭建运行平台

中央经济主管部门既是政策制定者，也是重大事项的直接推动者。危机发生的特殊时期应急供给、经济恢复，以及危机后的重建工作，都需要中央部门出规划、出政策，并切实推动。

在此次疫情应对过程中，有关部门发挥了搭建行业推动平台、支撑企业经济运行的作用。例如，工信部成立了复工复产工作领导小组，牵头组建了跨部门制造业产业链协同复工复产工作专班，着力推动一系列工作：对龙头企业，印发了《关于有序推动工业通信业企业复工复产的指导意见》（2 月 24 日），向七个工业大省的工信主管部门派驻了联络员，推动政策落实落地，协调解决企业困难问题；对中小企业，印发了《关于应对新型冠状病毒肺炎疫情帮助中小企业复工复产共渡难关有关工作的通知》（2 月 9 日），指导地方分类施策，分区分级精准推进中小企业有序复工复产。又如，中国人民银行遵照稳健货币政策要灵活适度的原则，加大逆周期调节的力度，出台了一系列货币政策措施。商务部面对外贸企业接单难、履约难、国际物流不畅、贸易壁垒增多等诸多外部因素，出台了应对疫情"稳外贸、稳外资、促消费"20 条政策。

三、地方政府各显其能保障政策落地

在我国，地方政府历来是推动地方经济发展的重要主体力量。地方政府有了解当地经济情况、掌握地方政策资源的优势，可以在危机之中和之后推动经济恢复与重建方面发挥直接支撑作用。

例如，此次疫情发生后，江苏省苏州市在 2 月 2 日就率先公布十条惠企政策，减免房租税费、缓缴社保金、降低融资成本，明确责任单位，助力中小企业渡过难关。随后，北京市、重庆市、江西省、四川省、福建省福州市、海南省海口市等地也纷纷出台帮扶政策。其中的一些特色做法有：

一是政策先行，推动纾困解难。黑龙江省建立 100 亿元中小企业稳企稳岗基金；海南等省市推出"企业防疫险""复工复产险"；江苏银行对 1100 余户企业融资需求实现 100% 对接全覆盖；辽宁省出台促进中小企业的财政贴息、减免房租等 25 条举措。

二是"专车专列专机"帮助员工返岗。为了满足企业复工的用工需求，越来越多的地方推出了包车、包机、包专列等暖心举措，帮助外地员工"出家门上车门、下车门进厂门"。如浙江省义乌市宣布，企业集中接送所产生的包车费用，由政府全额补助。

三是实行精准帮扶，支持中小企业。政府中小企业服务系统发布《支持中小企业应对新冠肺炎疫情政策指引》，实施中小企业数字化赋能专项行动，推动中小企业实现数字化管理和运营，提升智能制造和上云用云水平。

四是搭建人力资源平台，帮企业渡过用工难关。多地出台援企稳岗政策，搭建用工调剂平台在线帮助企业发布用工信息。2 月 7 日，武汉公布了《武汉市防控新型冠状病毒感染肺炎疫情期间在外人员返汉工作实施方案》，要求优先安排重要国计民生相关企业等从业人员返

回。新疆准东经济技术开发区（位于昌吉回族自治州）针对大批技术人员无法到岗的情况，从各行业选拔在岗的专业技术骨干组成"生产技术互助人才储备库"，统一协调和调度，为辖区企业提供技术服务。

四、企业"自救互救"发挥市场主体作用

企业是市场经济的主体，企业的自身能动性有助于切实落实"生产自救"和恢复重建，提升危机中的生存韧性。

此次疫情发生后，企业纷纷展开自救互救，在危机中产生了许多新的合作形式和业务形态，展现出中国企业的灵敏、高效、活力与韧性。其典型做法有：

共享员工。如 2 月 6 日，阿里推出"蓝海"就业共享平台，各地歇业的餐饮商户可在平台上统一为员工报名，寻找就近成为其他企业临时员工的机会；2 月 8 日，联想集团发布"共享人才计划"，其工厂面向歇业的中小企业员工，提供短期工作机会。

跨界经营。很多企业改线生产防疫物资。到 2 月 7 日，全国超过3000 家企业经营范围新增了"口罩、防护服、消毒液、测温仪、医疗器械"等业务。

加速转型。为适应抗疫期间的消费特点，企业纷纷调整策略，发展线上业务。如一些餐饮品牌企业开启"社区团购"，将饭店变"菜店"；还有一些大型连锁餐饮店强化外卖业务。

减费让利。一批商业地产开发商选择与商户"守望相助，共克时艰"。如 1 月 28 日，万达宣布为全国各地万达广场商户免租 36 天，涉及旗下 323 家购物中心；首旅如家、华住、开元、亚朵等酒店集团陆续宣布减免加盟商管理费。

｜ 第四节 ｜

怎样有效开展应急经济治理

应急经济治理包括灾中应急物资保障、灾中灾后经济恢复、灾后的灾区重建，以及常态下的维护经济安全。这些工作需要在统筹发展与安全的思想指导下系统谋划。

一、明确应急经济治理的原则

1. 统筹指导、全局谋划

战略与规划是发展应急产业、开展恢复与重建、维护经济安全的先导。重大规划要由中央统筹指导，确定方向和原则，各方落实形成总体规划，再由地方制订执行性规划，形成应急经济的规划体系。恢复重建也要通盘谋划，通过科学合理规划实施使灾区生产生活条件和经济社会发展得以全面恢复并超过灾前水平。

2. 劳动为本、促进就业

以劳动者为本、着力稳定就业，有助于推进共享发展，维护社会公平正义。稳定和促进就业，在危机时则是帮助处境最困难、最缺乏劳动力市场竞争力的弱势群体渡过难关；在危机后对于增进劳动者福利、维护社会稳定都有重要意义。

3. 综合施策、协调运行

在危机之时，应急经济治理要在应急物资供应、产业恢复、地区重建等方面综合施策。在常态下，维护经济安全要注重协调运行，解决实体经济结构性供需失衡、金融和实体经济失衡、房地产和实体经济失衡等结构性失衡。

4. 创新发展、绿色发展

推进创新成为引领发展的第一动力，人才成为支撑发展的第一资源，能够实现发展动力转换，提高发展质量和效益，为经济安全提供支撑和保障。推进绿色发展能够形成人与自然和谐发展的现代化建设新格局，有助于从根本上解决资源环境问题，也有助于维护经济安全。

二、完善应急经济治理的制度

1.完善确保应急保障类产能的制度体系

不同类型的危机或重大突发事件，对于应急物资有不同的需求。肆虐的传染病疫情造成医疗物资的极大需求；重大自然灾害会带来受灾人员基本生活保障方面的巨大需求；重特大事故会带来应对事故的技术、物资、装备尤其是特种技术装备的紧急需求。

要以平战结合、军民融合的思路，对于各类巨灾中可能出现的大规模应急需求在产能上作出安排，提前对产品进行认证，经常对此类生产能力进行检查或演练，确保安全保障性产能在急需时能够迅速释放，在条件恶劣时能够维持基本生产，以确保基本需求、基本供应。要提升应急物资的生产保障能力，在平时就依据可能的应急需求对有关企业生产能力进行引导、作出安排。例如，提前获得某些应急产品制造的资质，已有设备、人员系统要能够在需要时转变为应急产品的生产能力。要在军民融合领域融入应急保障能力建设的内容。

2.完善经济恢复与重建制度

恢复重建工作政策性强，涉及国民财富的再分配，关乎千家万户和各个地方的切身利益，需要多层级、多部门、多主体协同努力，因而必须依法依规进行。有关法律规范应当详细阐明恢复重建中的主体责任、工作规则、主要方法等内容，以便各方参与者能够方便地在政策执行上有所遵循。可以考虑在梳理已有法规并借鉴各国经验基础上，制定专门的《恢复重建条例》，就恢复重建的各项工作作出规定，使其能够对全国各类灾后重建活动起到切实的指导和规范作用。

3. 完善保障国际化产业链安全的制度

尽管中国是产业规模最大、门类最齐全、国内市场需求最大的一个国家，有庞大的配套齐全的产业门类，产业链安全有相当的保障，但是中国已经深度融入全球产业链体系中，国际经济的变化对中国也一定会带来冲击和影响。特别是一些高端制造业的核心技术产品必须在境外采购，这就为国际化产业链的运行安全带来风险。在制度安排上，一方面，要善于统筹国内国际两个大局，利用好国际国内两个市场、两种资源，顺应我国经济深度融入世界经济的趋势，发展更高层次的开放型经济，积极参与全球经济治理，促进国际经济秩序朝着平等公正、合作共赢的方向发展；另一方面，也要着眼于产业安全，提前就关系国计民生和救灾需要的相关产业链作出带有备份性质的弹性安排，或者对国际产业链环节在国内进行备份，或者对在一国的产业链环节在其他国家作出备份，以便在危机之时能够最大限度保证不断链。对此，国家要作出统筹规划，提供政策支持，推动企业主动打造柔性产业链。

4. 完善应对系统性风险的制度

金融领域、网络基础设施领域极易发生系统性风险事件。针对一些国家的货币政策和财政政策调整形成的风险外溢效应，有可能对我国金融安全形成外部冲击，应制定相应的政策和预案。针对网络攻击、网络恐怖主义活动等全球公害制定提升网络安全能力的政策与规划。全方位完善各类系统性风险的监测、预测、预警等制度，完善化解应对系统性风险的规章制度与应急预案。

三、提升兼顾安全与发展的效能

1. 规划上，要科学谋划、系统协同

在编制应急经济发展计划与规划时，要注重在损失评估、各方需求与环境承载力评估等基础上编制规划。在各项执行性计划与规划上，

注重计划之间有机衔接。努力使总体规划、专项规划、行业规划和地方基层实施规划等相衔接。计划与规划还要充分考虑对口支援、专业帮扶与社会参与等有利条件，通过规划推动社会各界参与应急保障与恢复重建，尤其要设法促进灾区群众参与应急保障、经济恢复与重建工作。

2. 目标上，要打通断点、畅通循环

就兼顾安全与发展的目标而言，当发展被危机事件打断，需要恢复生产、推动各项发展时，就要打通断点、畅通循环。打通断点是打通产业链条中被迫中断的环节，如各种生产力要素的供给、生产经营环节的保障等。畅通循环是在危机应对过程中，不失时机地畅通产业循环、市场循环、经济社会循环。打通断点是着眼于微观过程，畅通循环是着眼于宏观体系，两者都是兼顾安全与发展的目标。

3. 方式上，要系统推进、多层发力

就兼顾安全与发展的方式而言，在危机时刻需要政府以特殊政策引领，各有关部门、行业协同发力，系统推进生产的恢复与经济发展；也需要各级地方政府发挥本级优势，有针对性地发力，有效地启动、支撑本地经济发展；还需要企业发挥市场主体作用，千方百计开拓生存空间。在常态之下，更需要各方在发展的同时兼顾安全、以安全支撑发展。

4. 方法上，要抓住机遇、创新带动

就推进应急经济治理的具体方法而言，在危机应对时刻和危机后的恢复重建过程中树立创新意识，切实在夹缝中发现发展机会，把握发展空间，乘机推进生产与经济运行；以要素创新、市场创新、技术创新、管理创新挖掘潜力，带动发展。

第 十 二 章

补短板、强弱项

兼顾安全与改革

改革是对治理体系的变革，是为了完善不合理的制度、提升治理体系的效能。在风险治理领域，抓安全就是维护社会的安全状态和处置危机事件，抓改革就是改革完善应急管理体系、提升应急管理体系的能力。

此次新冠肺炎疫情提醒我们，应急管理与公共卫生安全体系还不够完善，有待深化改革。在疫情应对过程中，要谋划改革；疫情过后，要加快改革、全面深化改革。本章主要讨论以防范化解风险和危机为牵引，全面推进应急管理体系的改革。

| 第一节 |

风险的挑战

危机应对需要强有力的应急管理体系与能力支撑。正如"木桶理论"所揭示的，应急系统的整体效能取决于最短的那块板。应急管理体系与能力的短板风险主要有三个方面。

一、制度不完善影响风险应对

应急管理制度包括应急管理的法律法规、体制机制安排。制度不完善会使应急决策师出无门，使应急处置缺乏法律支撑、组织支撑和方法支撑。例如，在此次疫情应对过程中，一些地方发布战时管制令就引起了热议。

二、能力短板弱项影响风险应对

危机应对工作是一个复杂的系统工程，涉及大量的人力、物力、财力、组织力的运用。这些方面的任何一项有薄弱之处、有环节缺失都会造成体系的低能乃至失能。此次疫情应对期间一些国家暴露出在风险沟通、社会面风险管控、应急物资保障等方面的能力短板，教训是深刻的。

三、责任不落实影响风险应对

各级党委、政府及其应急管理相关部门承担着防范化解重大安全风险、及时应对处置各类灾害事故的重要职责。但是由于认识不到位、监督不到位等因素，一些责任事故屡屡发生，给人民群众生命财产安全和社会稳定带来重大损失，也给责任人自身的职业生涯造成不可挽回的损失。

典型案例：抗击非典触发应急管理体系改革

1. 对非典疫情的认识有一个过程

非典疫情初期，SARS 病原体和疫情发展情况不明，疫情的危害性也没有充分显露，很多人仅仅把它当成是一个发生在广东省的地方性突发公共卫生事件，而没有意识到在全球化发展的今天，重大突发公共卫生事件可能演变为影响政治、经济、社会稳定和外交领域的重大问题。

随着疫情发展，中央政府迅速提升应急响应级别。2003 年 4 月 2 日，时任国务院总理温家宝主持召开国务院常务会议，会议强调要把控制疫情作为"当前卫生工作的重中之重"，决定成立以卫生部部长为组长的非典防治工作领导小组，负责指导非典防治工作；召开由国务院副秘书长牵头的部际联席会议，协调解决有关问题。4 月 17 日，中央政治局常委会召开会议，进一步提升应急响应的层级，明确把防治非典作为第一位的重大任务，并对抗击非典斗争提出总体要求："沉着应对、措施果断，依靠科学、有效防治，加强合作、完善机制。"

2. 边抗击疫情边改革

在抗击非典的过程中，一系列建章立制的改革工作同步展开。

完善信息报告制度。在疫情防控初期信息报告存在多头管理、重复管理等问题，全国疫情底数不清。例如，在北京，既有北京市管理的医院，也有卫生部管理的医院，还有军队管理的医院和其他部门管理的医院。这种医疗机构分散管理的体制造成了医院之间信息沟通不畅，不能准确地掌握疫情情况。鉴于此，中央政府明确要求完善信息报告系统，及时发现、报告和公布疫情，决不允许缓报、漏报和瞒报。之后，我国完善了疫情的统一报告制度，明确了信息报告的程序、主体、内容、时限等，建立了非典疫情的日报告、零报告制度，并规定了信息报告的责任。

组建应急指挥机构。2003年4月23日，成立国务院防治非典型肺炎指挥部，统一指挥、协调全国非典防治工作。时任国务院副总理吴仪任总指挥，时任国务院秘书长华建敏任副总指挥。指挥部由党中央、国务院、军队系统和北京市的30多个部门和单位人员组成，下设疫情防治组、卫生检疫组、科技攻关组、后勤保障组、农村组、宣传组、社会治安组、外事组、教育组、北京组和办公室。各地区、各部门也成立相应的组织机构，层层建立责任制。

迅速出台《突发公共卫生事件应急条例》。为完善突发公共卫生事件应急机制，把非典防治纳入法制化轨道，经过一系列研究酝酿后，温家宝于2003年5月9日签署国务院第376号令，公布施行《突发公共卫生事件应急条例》。该条例明确规定了处理突发公共卫生事件的组织领导、遵循原则和各项制度、措施，明确了各级政府及有关部门、社会有关组织和公民在应对突发公共卫生事件工作中承担的责任和义务，以及相关法律责任。在全国非典防治工作的关键时期，该条例与《中华人民共和国传染病防治法》一起，成为强有力的两大法律武器。

3. 全面加强卫生应急管理

2003年5月15日，国务院召开贯彻实施《突发公共卫生事件应急条例》座谈会。温家宝指出，非典疫情暴露出中国在处置重大突发公共卫生事件方面机制的不健全，特别是在疫情初发阶段，组织指挥不统一，信息渠道不畅通，应急准备不充分。通过这次抗击非典的斗争，各级政府要更加重视公共卫生建设，更加重视提高应对突发事件的能力。

此后，我国突发公共卫生事件应急管理体系迅速完善：卫生部设立了突发公共卫生事件应急办公室，建设应急指挥中心，各级卫生行政部门普遍设立了应急指挥机制；全面制定突发公共卫生事件应急预案；完善突发公共卫生事件监测信息网络；加强疾病预防控制体系建设；加强应急医疗救治体系建设；加强卫生执法监督队伍建设；形成突发公共卫生事件联防联控机制。

4. 推动国家应急管理体系建设

2003 年 7 月 28 日，在全国防治非典工作会议上，胡锦涛同志指出："要大力增强应对风险和突发事件的能力，经常性地做好应对风险和突发事件的思想准备、预案准备、机制准备和工作准备，坚持防患于未然。"党的十六届三中全会通过的《中共中央关于完善社会主义市场经济体制若干问题的决定》明确提出"建立健全各种预警和应急机制，提高政府应对突发事件和风险的能力"。此后，国家加快了"一案三制"体系建设。"一案"是指完善应急预案体系；"三制"是指建立健全应急管理的体制、机制和法制。

"一案"方面，2006 年，国务院颁布《国家突发公共事件总体应急预案》，以此为纲领性文件的全国应急预案体系不断完善。国家有关部门制定了 25 件专项预案、80 件部门预案，31 个省份制定了本地区的总体预案。截至 2006 年底，我国制定各级各类应急预案 130 余万件。

"三制"方面，全国上下设立了以政府办公厅（室）应急办为枢纽的综合应急管理体系，不少地方还成立了由政府主要领导挂帅的应急管理委员会；不断完善突发事件预防准备、监测预警、处置救援、恢复重建等方面的工作机制；颁布实施《中华人民共和国突发事件应对法》（2007 年 11 月 1 日起实施）。

5. 点评

抗击非典疫情成为我国全面加强卫生应急管理工作的重要起点，对我国卫生应急和综合应急管理体系建设具有里程碑意义。

改革应急管理体系的经验教训

改革是化危为机的重要方面。以危机事件为契机推进改革需要深度反思、系统谋划、持续推进。

一、必须坚持我国应急管理制度的显著优势

能够经得起历史考验和横向比较的制度必然有其"核心竞争力"。从中华人民共和国成立70余年历史看，我国应急管理事业在减少人民生命财产损失、支撑安全发展、维护社会稳定和国家安全等方面取得了巨大成就；从世界各国应急管理事业比较看，我国应急管理领域的源头治理（如水患治理）、应急响应、灾后重建等方面具有很多其他国家难以相比的效率、效益和速度。

此次疫情防控工作取得的成效，再次彰显了中国共产党领导和中国特色社会主义制度的显著优势，也全方位彰显了我国应急管理的显著优势。

二、必须着力实现应急管理体系现代化

应急管理体系由应急管理的相关法治、体制、机制体系共同构成。在风险全球化的时代，应急管理体系也要实现现代化。

此次疫情表明，我国应急管理体系与公共卫生应急管理体系还不够完善。

法律制度规定有不具体、不落实之处。《中华人民共和国传染病防治法》《中华人民共和国突发事件应对法》《突发公共卫生事件应急条例》等有关法律、法规、预案、标准规定的工作程序有不清晰、规范要求不衔接之处。一些地方依法应急意识缺乏、履职不到位、对现有

法律法规执法不严、对应急预案的培训演练抓得不实。

部门间管理职能划分有待进一步理顺。综合应急管理体系与公共卫生专项应急管理体系需要进一步有机结合。不同层级之间的"上"与"下"的关系需要进一步明确；公共卫生应急管理体系中"管理"与"专业"的关系需要进一步理顺。

应急管理链条各环节可以进一步整合。突发公共卫生事件医疗救治能力不足，防范与救治两方面力量没有整合，"防"与"救"的关系可进一步理顺。

三、必须抓住契机推进应急管理改革

重大危机发生之后，往往会迎来应急管理体系改革的机会窗口期。

2003 年非典发生后，在 2003 年 7 月 28 日召开的全国防治非典工作会议上，胡锦涛同志就指出："建立健全与发展社会主义市场经济相适应的社会管理体制，对保持良好的社会秩序，有效应对各种突发事件，维护人民群众的根本利益，维护改革发展稳定的大局，具有重大意义。"

2003 年 10 月，党的十六届三中全会通过的《中共中央关于完善社会主义市场经济体制若干问题的决定》明确提出："建立健全各种预警和应急机制，提高政府应对突发事件和风险的能力。"

2006 年 10 月，党的十六届六中全会通过的《关于构建社会主义和谐社会若干重大问题的决定》，从构建社会主义和谐社会的高度，系统地提出："完善应急管理体制机制，有效应对各种风险。建立健全分类管理、分级负责、条块结合、属地为主的应急管理体制，形成统一指挥、反应灵敏、协调有序、运转高效的应急管理机制，有效应对自然灾害、事故灾难、公共卫生事件、社会安全事件，提高危机管理和抗风险能力。按照预防与应急并重、常态与非常态结合的原则，建立统一高效的应急信息平台，建设精干实用的专业应急救援队伍，健全

应急预案体系，完善应急管理法律法规，加强应急管理宣传教育，提高公众参与和自救能力，实现社会预警、社会动员、快速反应、应急处置的整体联动。坚持安全第一、预防为主、综合治理，完善安全生产体制机制、法律法规和政策措施，加大投入，落实责任，严格管理，强化监督，坚决遏制重特大安全事故。"这一决策部署极大地推动了此后国家应急管理体系和能力建设。

四、必须持续推进应急管理体系改革和能力建设

体系建设不可能一蹴而就，应急管理体系改革和能力建设也必须持之以恒、持续推进。

我国国家公共卫生联防联控机制是逐步完善的。早在2006年，就有报道称："针对禽流感、鼠疫、中毒、辐射损伤等威胁重大的突发公共卫生事件，中国政府将在2006年建立并完善部门、地区间的联防联控机制，努力实现突发公共卫生事件计算机自动预警。"2009年，源自墨西哥的甲型H1N1流感波及全球，4月27日到29日，世卫组织将全球流感大流行警戒级别从第3级提升到第5级。4月30日，根据2008年初制定的流感专项预案，卫生部牵头，由33个部门建立的联防联控机制启动。2014年11月5日，国家卫生计生委召开新闻发布会，介绍西非国家暴发埃博拉疫情后，我国又启动了以国家卫生计生委牵头的22个部门组成的联防联控机制，各部门一直在密切配合开展防控工作。经历若干次启动运行，国家突发公共卫生事件的联防联控机制运行越来越成熟。

在国家应急管理体系方面，党的十九大之后，国家自上而下构建了以综合应急管理部门为龙头的应急管理新体制，为开创应急管理新时代奠定了坚实的基础。党的十九届四中全会对完善公共安全与应急管理体系作出新布局，2019年11月，十九届中共中央政治局就我国应急管理体系和能力建设进行第十九次集体学习，习近平同志发表重

要讲话，为完善新时代应急管理体系提出了新的要求。

怎样完善应急管理体系

党的十九届四中全会通过的《中共中央关于坚持和完善中国特色社会主义制度、推进国家治理体系和治理能力现代化若干重大问题的决定》和习近平同志关于坚持总体国家安全观、防范化解重大风险、推进应急管理体系改革等重要论述为应急管理体系改革指明了方向。此次疫情提出的实践课题以及下一步的"十四五"规划为深化改革提供了契机。

一、明确应急管理体系改革的原则

1. 坚持优势、发扬特色

为了更好发挥应急管理体系保障人民安全、支撑安全发展、维护社会稳定和国家安全的作用，要以中国特色社会主义制度与中国特色应急管理体系的显著优势为基础，加快实现国家应急管理体系和管理能力现代化。

2. 法治引领、制度先行

必须坚定不移走全面推进依法应急的道路。加快形成完备的应急管理法律规范体系、高效的应急管理法治实施体系、严密的应急管理法治监督体系、有力的应急管理法治保障体系。应急管理法律法规制度标准体系要健全，各公共安全相关主体、各类风险类型、各个风险管理与应急管理环节，都要有法有规可依。

3. 完善体系、提升能力

健全国家应急管理体系，是一项整体性、系统性、协同性都很强的改革任务，既要对突发事件预防与应急准备、监测与预警、应急处置与救治救援、事后恢复、物资保障等各个环节进行统筹设计，又要强化能力建设，着力从制度效能层面理顺关系、强化能力。

4.把握契机、持续推进

应急管理体系改革要把握重大突发事件所带来的契机，把握国家治理体系改革带来的契机，把握世界安全风险形势与人民对安全需求带来的契机，以及"十四五"新时期带来的契机，切实推进全体系改革，提升全体系能力。

二、完善应急管理的制度体系

1.坚持和完善党对应急管理事业的全面领导

必须坚持党对应急事业的集中统一领导，坚决维护党中央权威，健全党总揽全局、协调各方的应急领导制度体系。为落实十九届四中全会关于"完善党和国家机构职能体系，把党的领导贯彻到党和国家所有机构履行职责全过程，推动各方面协调行动、增强合力"的精神，要从两个方面着力。

一是全面落实党对应急事业的领导。健全党领导风险防范、应急准备、处置救援、恢复重建等工作制度；贯彻落实好《地方党政领导干部安全生产责任制规定》等制度规范；切实发挥各级党委的应急领导作用；发挥好基层党组织在应急工作中的战斗堡垒作用。落实关于"加强重大决策的调查研究、科学论证、风险评估，强化决策执行、评估、监督"的要求，完善党领导应急形势研判、决策与执行的制度。

二是探索完善各级党委领导应急工作的体制。可研究设立党委应急管理议事决策协调机构，整合目前的政府应急委、安委会、减灾委、食安委等机制，由该机构统一履行防灾减灾救灾、安全生产与环境应急、食品安全与卫生应急等决策议事协调职能，其办公室设在综合应急管理部门。这样做，有助于保障各级党委从战略高度领导应急工作；

提升各级综合应急管理部门的权威性，最大限度地解决其综合协调能力不足的问题；优化应急管理协调机制，解决协调机制数量过多、职能交叉、政出多门等问题。

2. 完善应急法治体系

在公共安全层面，按照党的十九届四中全会精神，坚定不移走全面推进依法治理风险的道路。加快完善应急管理法律规范体系、应急法治实施体系、应急法治监督体系、应急法治保障体系。

完善《中华人民共和国突发事件应对法》及其执行机制，研究制定修订《中华人民共和国自然灾害防治法》《中华人民共和国安全生产法》《中华人民共和国消防法》《中华人民共和国救援队伍组织法》《中华人民共和国突发公共卫生事件应对法》等应急管理基本法律，加紧制定修订应急管理工作相关法规和标准，全面推进应急管理领域的科学立法、严格执法、公正司法、全民守法。

加大安全应急管理领域严重违法行为处罚力度，实行惩罚性赔偿制度，严格刑事责任追究。加大全民安全应急普法工作力度，增强全民安全法治观念，完善应急管理法律服务体系，夯实依法应急的群众基础。各级党和国家机关以及领导干部要带头尊法学法守法用法，提高运用法治思维和法治方式保障安全、化解矛盾、维护稳定、应对风险的能力。建立健全重大自然灾害和安全事故调查评估制度，对玩忽职守造成损失或重大社会影响的，依纪依法追究当事方的责任。

根据《突发事件应对法》《传染病防治法》《安全生产法》《自然灾害救助条例》等要求，在公共卫生、安全生产、防灾减灾等领域健全各级人大的执法监督作用，各级政协的协商民主和专家咨询作用。

3. 完善应急管理体制

进一步深化应急管理体制机制改革，发挥好应急管理部门的综合优势和各相关部门的专业优势，根据职责分工承担各自责任，衔接好"总"与"分"、"防"与"救"的责任链条，确保责任链条无缝对接，形成整体合力。切实落实好综合应急管理职能。综合应急管理部门要落实好公共安全体系建设牵头部门的角色，依法发挥应对各类突发事件的综合管理作用，承担好综合性应急管理的研究规划、组织实施、考核监督等职能。切实完善行业性应急管理职能。完善和落实安全生产责任制，建立公共安全隐患排查和安全风险预防控制体系。按照"管行业必须管安全、管业务必须管安全"的原则精神，各部门的行业性专业性应急管理职能应当切实落实。进一步明确不同层级之间的应急职责划分。既要按照"属地管理为主"原则落实下级的职责，减少上级的不必要干预；又要落实上级的责任担当，不使其向下级推诿自身应承担的职责。

加强街镇应急管理体系建设。习近平同志指出："维护公共安全体系，要从最基础的地方做起。"按照"把基层一线作为公共安全的主战场，坚持重心下移、力量下沉、保障下倾，实现城乡安全监管执法和综合治理网格化、一体化"的要求，合理增加应急管理人员编制和经费保障。有条件的街镇可成立专门统筹应急管理工作的应急办、应急管理中心、应急管理工作站等。

三、提升应急管理体系的效能

我们"既要有防范风险的先手，也要有应对和化解风险挑战的高招；既要打好防范和抵御风险的有准备之战，也要打好化险为夷、转危为机的战略主动战"。要针对各种可能的公共安全风险和具体的突发事件，以有力的措施加以防范化解，努力避免风险转变为事件，努力减少事件所造成的损失和影响。

1.提升政府应急管理执行力

健全权威高效的应急管理制度执行机制，加强对制度执行的监督。明确各项制度执行的主体责任、监督责任、领导责任，形成制度执行强大推动力，把监督检查、目标考核、责任追究有机结合起来，坚持有责必问、问责必严，坚决杜绝搞变通、打折扣的现象。纠正有令不行、有禁不止现象，对把应急管理制度当摆设、破坏制度、违法违纪违规的行为，都要严肃查处。

把提高应急能力作为新时代干部队伍建设的重大任务。通过加强思想淬炼、政治历练、实践锻炼、专业训练，推动广大干部严格按照制度履行职责、行使权力、开展工作，提高推进应急事业的能力和水平。要坚持党管干部原则，落实好干部标准，树立正确用人导向，把应急制度执行力和应急管理能力作为干部选拔任用、考核评价的重要依据。要尊重知识、尊重人才，加快应急人才制度和政策的创新，支持引导各类应急人才为推进国家治理体系和治理能力现代化贡献智慧和力量。

2. 提升应急救援能力

应急救援队伍和救援能力突出体现着应急体系的战斗力，体现着应急管理系统有别于其他系统的独特价值和显著特征。首先，建设以综合性消防救援力量和各类国家专业救援力量为骨干的应急救援队伍。即加强应急救援国家队建设，建设一支专常兼备、反应灵敏、作风过硬、本领高强的国家级应急救援队伍。其次，使国家队、地方队、民间队形成合力。完善应急救援队伍建设机制，加强队伍指挥机制建设，采取多种措施加强国家综合性救援力量建设，采取与地方专业队伍、志愿者队伍相结合和建立共训共练、救援合作机制等方式，发挥好各方面力量的作用。再次，着重提升队伍的战斗力。强化应急救援队伍战斗力建设，提高各类灾害事故的抢险救援能力。坚持少而精的原则，打造尖刀和拳头力量，按照就近调配、快速行动、有序救援的原则建设区域应急救援中心。最后，提升应急交通运输能力。加强航空应急救援能力建设，完善应急救援空域保障机制，发挥高铁优势构建力量快速输送系统。

加强综合性、志愿性基层应急救援队伍建设。街镇层面，可将基层治安员、网格员、护林员、聘任制人员等整合成为街镇综合应急救援志愿者队伍，也可充分发挥当地社会志愿者组织的作用。社区层面，可通过推动社区应急响应队、民兵应急分队建设等途径打造社区应急救援力量，并发挥其在带动社区安全应急科普宣教、防范社区风险隐患、提升社区凝聚力等方面的综合功能。

3. 提升安全应急产业与科技创新能力

安全应急产业与科技创新是应急事业的物质保障。按照党的十九届四中全会精神，在发展安全应急产业方面，必须充分发挥市场在资源配置中的决定性作用，更好发挥政府作用，全面贯彻新发展理念，坚持以供给侧结构性改革为主线，引导安全应急企业、安全应急产业示范园区健康发展，加快培育符合安全应急产品服务需求的现代化安全应急产业体系。

科学技术是第一生产力，科学技术也是重要的应急力。首先，要建立以企业为主体、市场为导向、产学研深度融合的技术创新体系，强化应急管理装备技术支撑。优化整合各类科技资源，推进应急管理科技自主创新，依靠科技提高应急管理的科学化、专业化、智能化、精细化水平。其次，加大应急管理信息化支撑力度。适应科技信息化发展大势，以信息化推进应急管理现代化，运用大数据开展风险探测和动态监管，提高监测预警能力、监管执法能力、辅助指挥决策能力、救援实战能力和社会动员能力。最后，加大科学研究和人才培养力度。加强应急管理理论研究，大力培养应急管理人才，加强应急管理学科建设。

4. 提升全社会安全应急能力

健全安全应急文化教育制度，加大安全应急文化宣传教育力度，推动安全宣传进企业、进农村、进社区、进学校、进家庭，加强公益宣传，普及安全知识，培育安全文化。开展各种常态化应急演练，使广大人民群众更多更广更好地掌握防灾避险与自救互救技能，持续提升政府和全社会应对突发事件的能力。

第 十 三 章

命运共同体

兼顾国内外安全

　　人类生活在同一个星球上，命运共同体是人类的"宿命"，抑或说是必然。中国领导人提出推动构建人类命运共同体，是对这一必然的自觉，既体现了人类的理性与智慧高度，也体现了中国对人类命运负责任的情怀。

　　构建人类命运共同体，必须"既重视自身安全，又重视共同安全"。这一统筹内外安全的思想含义广泛而深刻，是指"对内求发展、求变革、求稳定、建设平安中国，对外求和平、求合作、求共赢、建设和谐世界"。其中的外部安全涉及国家走和平发展道路，涉及在国际上倡导实现共同、综合、合作、可持续的普遍安全观，涉及维护我国海外利益安全。本章着眼于兼顾国家自身风险治理与全球风险治理，以维护普遍安全的世界为目的，重点探讨风险治理的国际合作。

| 第一节 |

风险的挑战

在危机四伏的世界，境内外风险相互连通，对于每一个国家来说，都会面临涉外风险的挑战。

一、境外重大风险倒灌的挑战

国际上的传统安全风险与非传统安全风险都可能通过国境线、国际交通工具、互联网等传入国内，形成风险的倒灌效应，并且形成内外风险相互呼应、共振的复杂情形。

就新冠肺炎疫情而言，2020 年 1 月 13 日，泰国报告了全球首例中国以外的确诊病例；3 月 16 日，全球已有 140 多个国家报告出现疫情，中国境外新冠肺炎累计确诊病例突破 8 万例，总数超过中国，情况令人十分担忧。到 4 月，新冠肺炎疫情已经涉及全球 200 多个国家和地区，境外输入性病例成为我国主要病例来源，对我国造成严重安全威胁；同时，疫情在严重威胁人类健康的同时，也严重威胁全球经济社会发展，威胁中国的产业安全。

二、合作不力影响国际风险治理

面对各种威胁人类安全的来自自然的或社会的风险，国际社会本应通力合作、共同应对。但现实是，一些国家出于维护本国私利或者认识不到位、能力不足而不能切实与国际社会一道合作应对风险。例如，对于局部战争风险的管控不力往往与某些国家"拉偏架"有关；又如，2020 年 4 月 14 日，在国际抗击新冠肺炎疫情的关键时刻，美国领导人宣布暂停资助世卫组织，极大影响了国际抗疫合作。

合作不力有时也与国际风险治理合作机制不完善有直接关系。就此次疫情应对而言，世卫组织在疫情发生后尽管在信息交流、局势研判、疾病防治等方面发挥了积极作用，但在如何减少国际社会成员各自为政，如何在国际上加强协调和采取有效、可操作的对接措施等方面却缺少更加有效的办法。能否使有关国际机构或国际协调机制更具权威性，国际社会尚未达成共识。

三、我国履行国际义务任务艰巨

作为负责任大国，中国在国际风险治理合作领域一直是积极的参与者。但是，一方面，随着国际安全风险日益增多，随着我国海外利益日益扩大，以及随着国际社会对我国期望值越来越高，我国履行国际风险治理义务的任务也日益增大；另一方面，我国履行国际安全义务时可能会遇到某些政治势力的无端阻挠，需要付出更多的额外精力与成本。

｜ 第二节 ｜

典型案例：中国援助西非抗击埃博拉疫情

2014 年初西非国家暴发埃博拉疫情，中国政府高度重视，同时以多种方式支持和援助西非国家抗击疫情。

1. 中国政府及时提供援助

中国政府在 4 月、8 月、9 月、10 月分四轮提供了 7.5 亿元人民币人道主义援助，具体包括：

加强能力建设。向有关国家派遣公共卫生专家顾问组，帮助和参与当地的疫情防控，帮助疫区国家分批培训当地医护人员，与有关国家共同分享中国抗击"非典"的经验和做法。

提供物资援助。主要包括病床、救护车、摩托车、个人防护设备、焚烧炉等急需物资，重点帮助疫区提高病人收治、转送和病例跟踪能力，并加强消毒和医用废弃物处理的能力。

援建治疗中心并派出医护人员。援建了塞拉利昂生物安全实验室，新建利比里亚治疗中心等硬件设施，向疫区国家派出医疗队和公共卫生专家，开展病毒检测。

提供现汇援助。向联合国应对埃博拉疫情多方信托基金捐款。

推动相关研究。整合中方援建的医院、抗疟中心、生物安全实验室、医疗队等资源，建立病原和热带病防治研究中心。此外还积极参与非盟"非洲疾病预防控制中心"建设。

加强多边国际合作。派员出任联合国应对埃博拉疫情特派团高级官员，与有关国家和国际组织沟通和协调。

2. 中国政府援助的特点

中国政府在有关西非国家刚出现疫情时就率先启动援助工作，并在 2014 年 5 月中旬迅速将救援物资空运至疫区，是第一个将防护物资运抵疫区的国家。可以说，提供的援助既早又快。在援助策略与方式上，有如下特点。

既重防控又重救治。中国政府除了提供防护物资、培训人员、派专家指导疫区国家抗击疫情，以及长期派驻在当地的援外医疗队坚守疫区，还派出检测、留观、治疗等方面的医护人员直接参与一线救治。

援助举措软硬结合。中国政府依托中方已援建的中塞友好医院、中几友好医院、利比里亚体育场等设施，增建传染病防治设施。

既考虑救急又着眼长远。中国援助既满足非洲国家应对疫情的紧急需求，又着眼长远需要，全面推进中非应对公共卫生危机的合作。中国与非洲国家共同组织开展对疫病的研究，并帮助非方健全公共卫生安全体系。

既突出疫情国又兼顾周边。中国政府在重点向塞拉利昂、利比里亚、几内亚三个疫情严重国家提供援助的同时，积极考虑周边国家防控疫情援助需求，帮助其增强疫情防控能力，降低疫情输入风险，向马里、刚果（金）等 10 国援助了疫情防控物资。

多边双边援助并举。中国政府除通过双边渠道有针对性地实施援助外，还积极支持联合国、世界卫生组织等国际组织开展抗疫工作，委托联合国世界粮食计划署向疫区国家提供粮食食品援助；向世界卫生组织和非盟提供现汇援助；向联合国应对埃博拉疫情多方信托资金捐款。

3. 国际社会积极评价中国援助

中国援助迅速、务实、全面、多样，得到国际社会特别是受援国当地政府和民众的积极评价。

受援国政府衷心感谢中方援助。利比里亚总统瑟利夫说，中国第一个给利送来大批医疗物资，是真朋友。塞拉利昂总统科罗马赞扬中国在帮助塞应对疫情方面反应最快，极大鼓舞了塞人民斗志，增强了战胜疫情的决心，衷心感谢中国政府和人民在塞遭遇危难时迅速地提供援助。几内亚国际合作部部长萨诺称，中国在几危难时刻始终不离不弃，是危难中的朋友。

受援国民众和社会各界真诚回应中国人民情谊。中国—几内亚友好医院院长卡马拉说，中国不远万里派专机运来疫区最急需的物资，中国医生面对严重疫情不退缩，我们深受感动。马里巴马科大学教授莫迪博说，中国的帮助从来不是空谈，总是落在实处。中国向非洲派出医疗队已有 50 年历史，中国的援助给了我们战胜疫情的信心。

国际社会也充分肯定中国援助。联合国秘书长潘基文在联合国有关会议上高度赞赏中国对非洲疫区国家的援助和对联合国工作的支持。世界卫生组织总干事陈冯富珍表示，中国派驻疫区国家的医疗队员不顾个人安危，坚守在疫区积极参与救治埃博拉患者，对疫情防治做出了重要贡献，为其他国家作出了表率。华盛顿国际研究中心专家斯蒂芬表示，中国面对此次严峻的国际紧急事件没有抽身逃离，而是慷慨奔赴险地。

4. 点评

2015 年 11 月 25 日，中共中央总书记习近平指出，西非部分国家暴发埃博拉出血热疫情以来，党中央、国务院从中非友好大局出发立即作出决定，全力援助非洲疫区国家抗击疫情。相关部门、地方和军队坚决贯彻中央决策部署，军地医务人员发扬"不畏艰苦、甘于奉献、救死扶伤、大爱无疆"的崇高精神，同受援国人民并肩奋战，帮助疫区国家控制了疫情，成功实现"打胜仗、零感染"目标。同时，有关方面及时启动联防联控工作机制，有效防止疫情输入，保障了我国广大人民群众生命安全和经济社会发展。我国全力援助非洲疫区国家的行动，彰显了我国负责任大国的形象，为巩固和发展中非友谊做出了重要贡献。

这次对非援助，以实际行动践行了习近平主席提出的坚持正确义利观的重要思想和"真、实、亲、诚"的中非合作理念，秉持"平等相待、真诚无私、务实高效、重信守诺"的原则，想疫区之所想，急疫区之所急，及时提供力所能及的帮助，取得了良好的效果。

| 第三节 |

维护国际公共安全的经验教训

面对人类的共同安全威胁，世界各国应当加强合作，携手化解公共安全危机，共同推进国际公共安全治理。

一、开展安全合作是国际社会的共同愿望

当今世界并不太平，跨国恐怖主义、跨国网络犯罪、跨国有组织犯罪等全球性安全问题愈加突出，安全领域威胁层出不穷，人类面临

许多共同挑战。安全问题的联动性、跨国性更加突出。任何一个国家的安全短板都会导致外部风险大量涌入，形成安全风险洼地；任何一个国家的安全问题积累到一定程度又会外溢成为区域性甚至全球性安全问题。在这样的背景下，国际风险治理合作就更显重要。

就新冠肺炎疫情而言，国际社会团结一致应对共同威胁的努力日益得到各方认可。正如在二十国集团峰会上世卫组织总干事谭德塞所指出的那样："没有任何国家能够独自化解这场危机。我们需要同舟共济，只有这样，才能一道走出困境。这需要彻底改变做法，全球团结互助，各国分享经验、知识和资源，努力保持供应线畅通，并向需要援助的国家提供支持。"

3 月 26 日，二十国集团领导人应对新冠肺炎特别峰会召开并在以下方面达成了共识：一是各方承诺加强国际合作，应对共同挑战，采取一切措施抗击疫情、保护生命、重振经济；二是各方同意及时分享信息，保障医疗物资供应，为发展中国家特别是最不发达国家提供支持，同时完善全球公共卫生体系，为应对未来传染病疫情做好准备；三是各方承诺维护全球经济金融稳定，提振市场信心，保障就业民生，减少疫情对全球贸易和供应链的冲击。

4 月 2 日，第 74 届联合国大会通过"全球合作共同战胜新冠疫情"决议，强调新冠肺炎疫情给人类社会造成了巨大的负面影响，呼吁国际社会加强合作，共同战胜疫情。决议指出，联大"非常关切地"注意到新冠病毒对人类健康、安全和福祉所造成的威胁，认识到疫情对国际社会所造成的"前所未有的"影响，包括对社会和经济以及对全球旅游和商业的严重破坏以及对民众生活的"毁灭性影响"。联大认识到，要战胜疫情就必须强化基于协调一致和多边主义的"全球应对"行动。因此，决议呼吁各国通过信息交换、依靠科学并遵循世卫组织的相关建议，加强国际合作，以遏制、减缓并最终战胜疫情。

在实际行动方面，世卫组织设立世卫组织团结应对基金，得到国际社会的广泛支持。世卫组织团结应对基金最初要求提供 6.75 亿美元来支持应对行动，但是到 4 月 3 日，就收到近 6.9 亿美元的认捐或捐款。

事实上，加强国际抗疫合作是世界上有识之士的共同愿望。例如，90 多名美国知名学者和前政府高官联合发出公开信，呼吁美中共同应对新冠肺炎疫情带来的全球性危机。俄罗斯外长拉夫罗夫也指出，面对病毒危机，人类不该彼此争斗与遏制，而是应该团结起来，遏制病毒蔓延，降低经济损失，切实保障人民的生命安全与身体健康。他赞同中国提出的人类命运共同体理念，认为这一理念是为推动国际社会形成合力，而某些国家所采取的遏制做法则充满了对抗思维。美国《国家利益》双月刊网站刊文称，新冠肺炎疫情提供了一个绝佳机会，让美中双方搁置分歧，认清朝着共同目标携手共进的好处。

二、加强安全合作才能互利共赢

随着全球化发展，各国国家利益向海外延伸，利益相互交融程度加深，主动参与国际安全合作才能互利共赢。

加强安全合作有助于实现"一带一路"建设事业的安全发展。截至 2019 年，已经有 100 多个国家与中国签订"一带一路"建设协议，"一带一路"倡议的美好前景和强大生命力日益凸显。但是，"一带一路"建设的设施联通、贸易畅通、资金融通等都有赖于安全保障。不少"一带一路"沿线国家是传统地缘政治和民族、宗教、文化、制度等众多矛盾盘根错节的地区，也是当今世界安全问题较为严重的地区。阿富汗、巴基斯坦、伊拉克、叙利亚、也门、乌克兰等当今世界热点地区均处于这类区域。此外，"一带一路"沿线区域的很多国家也处于灾害易发、多发和频发地区，各国防灾减灾救灾任务十分繁重。在这些高风险地区推进"一带一路"建设，安全问题是各方面必须面对的最重要挑战。

加强安全合作有助于维护友好国家安全，也有利于维护中国海外利益安全。近年来，随着国家的发展和人民的日益富足，"走出去"的步伐不断加快，越来越多的中国人到世界各国经商、投资、务工、旅游、求学，中国公民的海外安全风险问题已经成了世人瞩目的一个焦点。海外绑架、扣留、诈骗、车祸、海难、恐怖袭击、劳务纠纷等越来越多地成为在海外旅行或工作的中国公民的安全威胁。如何保障海外中国公民人身财产安全问题，也日益成为国家外事工作的严峻挑战。

加强安全合作也有助于获得必要的国际支援。公共安全国际合作领域广泛，为了在必要时获得国际上对我国的公共安全领域的智力支持、科技支持与必要的物资方面支持，我们也需要加强国际公共安全合作。例如，2008 年 5 月四川汶川特大地震发生后，中国得到了国际社会的大力援助，先后有 170 多个国家和地区、20 多个国际组织向中国提供资金或物资援助。今后，随着我国综合国力的增强，需要国际上的一般物资援助和人力援助的情况可能不多了，但是在安全科技等领域与国际社会互通有无的需要还将长期存在。

三、轻视安全合作不得人心也将反受其害

当今世界，越来越成为你中有我、我中有你的命运共同体。在"地球村"的大系统中，国家安全已不仅仅是一个国家自己的事情。许多安全问题都是全球性的，各国必须共同参与全球治理。没有一个国家能凭一己之力谋求自身的绝对安全，也没有一个国家可以从别国的动荡中收获稳定。在重大危机应对过程中，看不到团结合作的必要性、为一己私利忽视合作不得人心，其行动也会使自身反受其害。

联合国秘书长古特雷斯在视频讲话中表示，新冠肺炎疫情暴发以来，各国民众普遍感到恐慌，同时也在寻求指导和帮助。就在世界最需要尊重科学和展现团结的时候，"错误信息"却在全球蔓延。因此，国际社会必须警惕那些有害的建议、骗人的方案以及仇恨的言论等。

各国民众必须相信科学，齐心协力，共同应对第二次世界大战以来人类最具挑战性的危机。

一些地区领导人已经认识到不合作的恶果。4月2日，欧盟委员会主席在意大利《共和报》上发表一封公开信向意大利道歉，她说："欧洲各国此前并没有意识到，只有团结在一起，欧洲才能打赢这场疫病战争，只有联盟，才能赢。"她表示，截至目前已经有25个欧洲国家团结起来，向意大利和西班牙送出数百万只口罩。欧盟将解冻最高1000亿欧元，帮助受到疫情冲击最严重的成员国。

这场全球蔓延的疫情警示人们，疫情没有国界，任何国家都没有办法独善其身。只有加强国际协作，凝聚合力，携手应对才能有效应对危机，减少人民的痛苦。

四、意愿和能力是履行国际安全义务的基础

一个国家要在国际安全治理合作方面发挥重要作用，前提是要有意愿做出贡献和拥有可分享的成果。2016年7月1日，在庆祝中国共产党成立95周年大会上，习近平同志指出："中国共产党人和中国人民完全有信心为人类对更好社会制度的探索提供中国方案。"在党的第十九次全国代表大会上，习近平同志庄严承诺："中国将继续发挥负责任大国作用，积极参与全球治理体系改革和建设，不断贡献中国智慧和力量。"这里的中国方案与中国智慧当然应当涵盖安全治理的制度和方法。在维护国际安全领域，我们只有在实践中不断拿出中国方案，才能做出更多中国贡献。

多年来，在维护世界和平、解决争端方面，中国主张和平对话和包容共处、通过多方谈判解决分歧，取得了国际社会的广泛认同。中国参加了阿富汗和平进程、中东和平进程等地区热点和平解决机制。在此次新冠肺炎疫情应对过程中，我国采取了果断和富有成效的防控措施。正如世卫组织调查组所指出的："中国采取了前所未有的公共卫

生应对措施，在减缓疫情蔓延和阻止病毒在人与人之间传播方面取得了显著成效，不仅为各国防控赢得了宝贵的时间，也提供了宝贵的中国防控经验供世界各国参考。"

五、社会力量参与国际安全合作前景广阔

国际安全治理体系建设不仅需要政府发挥主导作用，民间机构（包括社会团体和公司企业）也日益发挥了重要作用。在国际公共安全治理体系中，企业、非政府组织和其他社会力量广泛参与，正在构建一种多元伙伴关系。

此次疫情应对中，中国企业与社会组织正在积极走向世界。例如，马云基金会就积极参与了全球抗击疫情行动。2020 年 4 月 16 日，首个联合国"团结航班"把重要的医疗货物运往急需物资来遏制新冠肺炎疫情蔓延的非洲国家。世卫组织的这批货物由联合国世界粮食计划署组织运输，包括面罩、手套、护目镜、防护服、口罩、医用围裙和温度计以及呼吸机。这批货物就包括马云基金会为在非洲抗击新冠肺炎疫情捐赠的大量医疗用品。谭德塞指出，"团结航班是向 95 个国家运送救生医疗用品的更大努力的一部分"，要感谢"马云基金会以及我们的所有合作伙伴，感谢它们在这个历史紧要关头与非洲国家团结一致"。

｜ 第四节 ｜

怎样有效维护国际公共安全

一、明确维护国际公共安全的原则

习近平同志指出："坚持共建共享，建设一个普遍安全的世界。世

上没有绝对安全的世外桃源，一国的安全不能建立在别国的动荡之上，他国的威胁也可能成为本国的挑战。邻居出了问题，不能光想着扎好自家篱笆，而应该去帮一把。'单则易折，众则难摧。'各方应该树立共同、综合、合作、可持续的安全观。"按照这一思想，维护国际公共安全应坚持如下原则。

1. 相互尊重、共谋安全

追求共同安全，就要尊重和保障每一个国家的公共安全。各国大小、贫富、强弱很不相同，历史文化传统和社会制度千差万别，公共安全利益和诉求也多种多样。各国齐心协力，相互尊重，共同谋划集体安全，共同搭建国际公共安全合作平台，共同完善国际公共安全合作机制，就能实现自身安全与共同安全的高度融合。

2. 综合谋划、综合应对

追求综合安全，就要统筹维护传统领域和非传统领域安全，统筹应对各类安全风险挑战。国际公共安全问题极为复杂，除了传统的热点敏感问题、民族宗教矛盾等，恐怖主义、跨国犯罪、环境安全、网络安全、能源资源安全、重大自然灾害等带来的挑战明显增多，传统安全威胁和非传统安全威胁相互交织。只有国际社会共同谋求多种风险综合治理，共同推进综合安全，才能取得安全治理上的主动权。

3. 合作共治、合作共享

追求合作安全，就要通过平等对话、信息共享、政策协调与完善机制促进各国、各地区和世界公共安全。通过坦诚深入的对话沟通，增进战略互信，减少相互猜疑，求同存异、和睦相处。通过合作共治使世界各国共享公共安全风险治理的成果。

4. 发展带动、发展支撑

追求可持续安全，就要促进发展和安全并行，从而实现持久安全。发展是安全的基础，安全是发展的条件。在一定意义上说，发展就是最大的安全，也是解决国际公共安全问题的"总钥匙"。在发展进程中，公共安全风险治理事业的进步得以持续。在应对公共安全风险问题时，要以发展的成果支撑公共安全风险治理活动。

二、完善维护国际公共安全的制度

作为一个负责任大国，中国要以大国的姿态，更加有力、有效地参与公共安全领域的国际治理。中国在未来国际公共安全产品供给中要有更大作为，不仅体现在提供物质和资金援助方面，更体现在促进公共安全治理方面。应将公共安全问题同环境可持续发展等重要议题相结合，与联合国千年发展目标相结合，多提供先进实用的理念、经验、知识和技能，推动全球公共安全治理体系建设。

1. 推动完善联合国框架下的公共安全合作机制

进一步推动联合国框架内的风险治理体系改革。继续发挥好安理会常任理事国的作用，坚持多边主义原则，借力联合国多边合作平台，在联合国减灾署、世卫组织等安全治理平台上发挥更大的作用。加强自然灾害、技术灾难、公共卫生、反恐、网络安全、跨国犯罪等领域的国际专业合作机制建设，加强同各方共享信息，着重完善非传统安全的信息沟通机制，推进建设国际非传统安全风险预警体系。推动开展全球风险应对的务实合作，积极探索与各国建立联防联控机制，为筑牢抗击风险的全球防线贡献中国力量。

2. 着力推动建设区域性多边公共安全合作机制

各种区域性多边合作机制往往包括了有共同利益关切与合作愿望的相关国家和地区。推动多边机制下的公共安全合作符合各方利益诉求，容易产生积极的成果。因此，构建国际公共安全合作机制可以在多边机制范围内先行先试。例如，可以深度参与亚洲国家间的公共安全对话与交流平台，积极拓展东盟地区论坛、东亚峰会、金砖国家、上海合作组织等框架下的安全合作机制和内容；同周边国家密切沟通，探讨建立区域公共安全应急联络机制，提高跨境突发公共事件应急响应速度；大力帮助非洲等不发达地区强化公共应急体系，提高危机应对能力。

3. 与各有关国家形成公共安全合作伙伴关系

推动各种双边安全合作机制的建立，使公共安全伙伴关系成为与友好国家伙伴关系中的一个重要组成部分，成为与周边国家关系的"标配"。克服困难、韧性推进，切实加强同各大国的公共安全事务协调，切实加强双边安全合作。

三、提升维护国际公共安全的效能

1. 国家层面更加主动地参与国际安全合作

加强参与国际人道行动，通过对外人道主义紧急援助的工作机制统筹资源，加强协调，提升涉外部门应对国际人道主义灾难的能力和作用。加强国际专业应急合作，可发挥卫星遥感、北斗导航等方面的技术优势和管理经验，为沿线国家灾害监测提供服务，与各国共享灾害监测方面的技术与数据，助力有关国家提高在备灾、预警、应对和灾后恢复方面应用卫星资源的能力；主动参与国际风险治理研究与培训合作，通过联合合作研究、合作培训、合作演练等提升应对风险的能力。

2. 发挥各地方参与国际公共安全治理的积极性

大力支持地方政府通过各种合作机制参与国际公共安全治理。由中央政府统筹指导，进一步明确地方政府参与国际公共安全合作的任务与政策，给地方政府以必要的自主权和指导，以便充分发挥其合作积极性和潜力。地方政府要根据各自的需要和可能参与国际公共安全治理，其中，沿边省区要与周边国家及其地方政府进一步优化安全合作机制；各省区市要在对外经贸文化合作、共建姐妹城市等框架中植入公共安全合作的内容。各地方要与国家有关部门一道，开展好公民国际活动（如旅游、务工）的安全教育。

3. 加强发挥安全领域的公共外交作用

推动安全领域智库"走出去"。依托国内高校、科研机构、民间咨询机构建设的公共智库积极参与国际公共安全领域的合作。通过各种活动首推动安全研究领域的交流与合作，切实提升专家和智库深度参与国际安全治理的能力。应着眼长远，加大投入，培养储备具有政治敏锐性强、与国际学术接轨的专家队伍，推动公共安全领域智库不断提升国际影响力。

鼓励社会组织"走出去"。公共安全领域也要积极增进民心相通，鼓励民间参与。在面向有关国家提供必要的人道主义紧急援助时，应鼓励和支持民间专业救援队、慈善组织、救灾志愿者等社会力量发挥积极作用。我国社会组织"走出去"的规模与数量严重滞后，极大影响我国国际影响力的发挥与扩散。应在加强国内社会组织的能力建设的基础上，培养一批政治素质好、业务能力强、与国际接轨的社会组织力量。

带动国内企业参与公共安全国际合作。在磋商和实施公共安全国际多边、双边合作协议时，可主动为企业参与创造机会、提供条件，特别是在实施公共安全领域的人力资源培训、装备设置配置、政策技术咨询等对外援助项目时，大力支持有能力的企业承担相关工作，推动我国高端公共安全装备和产品"走出去"。

加强市场化安全服务体系建设，更多地诉诸市场化的手段提供海外安全保障服务。近年来，随着中国企业"走出去"的步伐加快，很多企业开始通过聘请国际安保公司提供海外安全服务，发挥军队等所在国官方武装力量所不能发挥的作用，介入其不能介入的事件。要积极支持建立海外安保公司，支持中国安保公司"走出去"，为中国公民和法人提供海外安全服务。

4. 推进"一带一路"建设的公共安全合作

在推进"一带一路"建设进程中，要把安全合作放到重要位置，建立"一带一路"建设安全合作机制。要采用公共安全国际会议、风险信息平台和技术交流与对话平台等方式，加强"一带一路"沿线国家之间的灾害信息共享、早期预警、人员训练和灾害救援演习等合作。要引入保险机制，为灾难和不测的发生提供金融保障。可以考虑建立"一带一路"灾害保险基金，通过市场化的运作机制将各种灾害损失风险转移至资本市场，国内保险机构可与境外保险机构合作，共同提供优质的保险服务和产品。

为重大工程项目保驾护航。"一带一路"合作中，各种基础设施等工程建设是重中之重。各项工程建设应将减轻灾害风险的理念融入工程规划、建设和运营的全过程管理中，充分评估可能面临的灾害与风险，做好相应的风险防范工作。应急管理相关机构应与相关的工程项目规划和施工单位建立紧密联系，为中国企业"走出去"保驾护航，降低各种灾害风险，减轻灾害损失。

加大人员交流和培训的力度。加强安全与应急管理的交流与培训活动，提升各相关国家的安全保障能力。一方面对外传授中国的公共安全领域好经验好做法；另一方面通过人员往来与培训促进相互了解，加深感情，为安全合作奠定坚实的基础。

风险治理领导力之四
重大风险治理的战略领导力

重大危机犹如暴风骤雨，风雨之中要求领导者登高望远，看到战场之外的更大战局，看到当前之外的长远未来，统筹安全与发展、统筹安全与改革、统筹国内外安全，作出更大的谋划，提出任务、作出布局、身体力行、全面落实。

此次疫情暴发后，党中央不失时机地提出了抗疫发展两手抓、开展国际抗疫合作、推进各领域改革等战略任务，展现了高超的战略领导力。

一、高瞻远瞩提出战略任务

战略是关于方向性、长远性、全局性的谋划与行动。危机之下，展开战役行动易，谋划战略行动难。危机领导者要不失时机，以危为机，高瞻远瞩地提出战略任务，及时启动战略性工作。

站在中华民族伟大复兴的历史坐标上，2020 年无疑是具有特殊意义的一年：全面建成小康社会决胜之年、决战决胜脱贫攻坚之年、"十三五"规划收官之年，之后我国也将开启实现第二个百年奋斗目标的新征程。新冠肺炎疫情既是挑战，也蕴含着机遇。一是发展的机遇。危机打乱了常态的经济社会发展节奏，带来了增长的困难，但也是结构调整的机会，是提升经济韧性的机会。发展新经济、开展新基建就是抓住了这样的机会。二是改革的机遇。危机暴露了国家治理的短板、漏洞、弱项，这正是推进国家治理体系和治理能力现代化的时机。三是合作的机遇。危难之中见真情，全球危机应对是夯实友谊的时刻，也是践行构建人类命运共同体的重要时刻。为此，在抗疫过程中，党中央深谋远虑，适时提出了一系列战略任务。

1. 统筹安全与发展

以经济建设为中心是国家的既定方针。2020 年 2 月 3 日，在应对疫情最为吃劲的时候，中央政治局常委会指出："各级党委和政府要继续为实现今年经济社会发展目标任务而努力。疫情严重的地区要集中精力抓好疫情防控工作，其他地区要在做好防控工作的同时统筹抓好改革发展稳定各项工作，特别是要抓好涉及决胜全面建成小康社会、决战脱贫攻坚的重点任务。"2 月 10 日，习近平同志指出："要统筹推进经济社会发展各项任务，在全力以赴抓好疫情防控同时，统筹做好'六稳'工作。要坚定信心，看到我国经济长期向好的基本面没有变，疫情的冲击只是短期的，不要被问题和困难吓倒。"他一再强调，要激发我国发展的巨大潜力和强大动能，把党中央决策部署的经济社会发展各项工作都抓好，完成预定的经济社会发展任务"不能有缓一缓、等一等的思想"。

2. 统筹安全与改革

改革是发展的动力，而危机则往往会成为推进改革的契机。此次汹涌而来的疫情之下，党中央不失时机地提出了深化改革的战略任务。2 月 3 日的政治局常委会会议指出："这次疫情是对我国治理体系和能力的一次大考，我们一定要总结经验、吸取教训。要针对这次疫情应对中暴露出来的短板和不足，健全国家应急管理体系，提高处理急难险重任务能力。"在公共卫生治理领域，要求：要对公共卫生环境进行彻底排查整治，补齐公共卫生短板。要加强市场监管，坚决取缔和严厉打击非法野生动物市场和贸易，从源头上控制重大公共卫生风险。要加强法治建设，强化公共卫生法治保障。要系统梳理国家应急储备体系短板，提升储备效能，优化关键物资生产能力布局。

3. 统筹国内外安全

构建人类命运共同体是中国政府的庄严承诺。总体国家安全观要求，既重视外部安全，又重视内部安全；既重视自身安全，又重视共同安全。在严峻的疫情形势下，中央提出："要及时向世界卫生组织、有关国家和地区组织及港澳台地区通报疫情信息，加强合作、全力应对，共同维护地区和全球卫生安全。"

二、深谋远虑进行战略布局

在提出战略性风险治理目标后，领导层还需要擘画战略蓝图，深谋远虑展开战略布局。

此次疫情防控过程中，在提出风险治理相关战略目标的基础上，党中央和习近平同志还精细谋划，提出了系统的战略布局与设想。

1. 谋划疫情下的经济工作布局

关于发展的形势，中央判断，综合起来看，我国经济长期向好的基本面没有改变，疫情的冲击是短期的，总体上是可控的。因此，我们要变压力为动力，善于化危为机，有序恢复生产生活秩序，强化"六稳"举措，加大政策调节力度，把我国发展的巨大潜力和强大动能充分释放出来。关于发展的战略谋划，经历了以下几个阶段。

在疫情防控的早期，中央提出重点抓抗疫物资保障和各地复工复产，提出了精准施策差异化复工复产的策略。

之后，中央提出了系统的发展任务目标。2020 年 2 月 23 日，在统筹推进新冠肺炎疫情防控和经济社会发展工作部署会议上，习近平同志指出："越是在这个时候，越要用全面、辩证、长远的眼光看待我国发展，越要增强信心、坚定信心。"他提出八项任务：落实分区分级精准复工复产；加大宏观政策调节力度；全面强化稳就业举措；坚决完成脱贫攻坚任务；推动企业复工复产；不失时机抓好春季农业生产；切实保障基本民生；稳住外贸外资基本盘。

随着形势的持续好转，中央进一步深化了任务要求，提出畅通产业循环、市场循环、经济社会循环。3 月 18 日的中央政治局常委会提出，要以省域为单元推动经济社会秩序恢复。4 月 8 日，习近平同志又进一步指出："要坚持在常态化疫情防控中加快推进生产生活秩序全面恢复。各级党委和政府要增强紧迫感，因地制宜、因时制宜优化完善疫情防控举措，千方百计创造有利于复工复产的条件，不失时机畅通产业循环、市场循环、经济社会循环。"通则不痛，畅通三个循环把握住了经济社会这个动态循环系统的根本。

2. 布局改革完善社会治理体系

为了推进以新冠肺炎疫情防控为契机的改革，习近平同志在中央政治局常委会会议、中央政治局会议、中央全面深化改革委员会会议等会议上，先后提出多个领域的改革要求。

着力完善公共卫生应急管理体系，强化公共卫生法治保障，改革完善疾病预防控制体系、重大疫情防控救治体系，健全重大疾病医疗保险和救助制度，提高应对突发重大公共卫生事件的能力和水平。

健全统一的应急物资保障体系，把应急物资保障作为国家应急管理体系建设的重要内容，按照集中管理、统一调拨、平时服务、灾时应急、采储结合、节约高效的原则，尽快健全相关工作机制和应急预案。

着力完善城市治理体系。城市是生命体、有机体，要敬畏城市、善待城市，树立"全周期管理"意识，努力探索超大城市现代化治理新路子。

着力完善城乡基层治理体系。这次疫情防控凸显了城乡社区的重要作用，也暴露出基层社会治理的短板和不足。要夯实社会治理基层基础，推动社会治理重心下移，构建党组织领导的共建共治共享的城乡基层治理格局。

3. 倡导国际战疫合作

就在中国已经走出最困难、最艰巨的阶段之时，疫情在多国多点暴发，境外疫情扩散蔓延，给我国疫情防控和经济发展带来新的挑战。3 月 18 日，31 个省区市和新疆生产建设兵团报告新增确诊病例 34 例，全部为境外输入确诊病例。当天，在中央政治局常委会会议上，习近平同志强调，要清醒看到国内外疫情形势的复杂性和严峻性。会议就积极开展合作、分享经验、提供帮助，为国际战"疫"贡献中国力量作出部署，同时要求落实外防输入重点任务。

3 月 26 日，在北京出席二十国集团领导人应对新冠肺炎特别峰会时，习近平主席提出四点重要倡议：坚决打好疫情防控全球阻击战、有效开展国际联防联控、积极支持国际组织发挥作用、加强国际宏观经济政策协调。他还提出推动开展药物和疫苗联合研发、开放疫情防控网上知识中心、推广全面系统有效的防控指南、发起二十国集团抗疫援助倡议、共同维护全球产业链供应链稳定、举办全球公共卫生安全高级别会议等一系列务实合作等建议。这些意见得到了国际社会的高度赞赏。

三、身体力行促进战略实施

战略构想要成为现实，战略领导者还要身体力行促进战略实施。

此次疫情防控过程中，习近平等党和国家领导人不仅提出关于统筹安全与发展、统筹安全与改革、统筹内外部安全等方面的战略构想，还身体力行利用各种场合推进战略构想的实施。

1. 推进经济恢复与发展

3 月 10 日，习近平同志在湖北武汉考察疫情防控工作时强调，要在加强防控的前提下，采取差异化策略，适时启动分区分级、分类分时、有条件的复工复产。

3月底，习近平同志到民营经济大省浙江省考察。3月29日，他到货物吞吐量连续11年位居世界第一的宁波舟山港，释放出要加快经济发展的信号。4月1日，在听取浙江当地工作汇报后，他进一步作出部署：要在严格做好疫情防控工作的前提下，有力有序推动复工复产提速扩面；要加强对国际经济形势的研判分析，保持国际供应链畅通；要推出招引人才、促进创新的实招硬招；要抓住产业数字化、数字产业化赋予的机遇，大力推进科技创新，着力壮大新增长点，形成发展新动能；要深入推进重要领域和关键环节改革，为全国改革探索路子、贡献经验等。

2. 推进社会治理体系改革

2月5日，在中央全面依法治国委员会第三次会议上，习近平同志强调，要"从立法、执法、司法、守法各环节发力，全面提高依法防控、依法治理能力，为疫情防控工作提供有力法治保障"。2月14日，在北京考察防疫工作时，习近平同志指出，"要研究和加强疫情防控工作，从体制机制上创新和完善重大疫情防控举措，健全国家公共卫生应急管理体系，提高应对突发重大公共卫生事件的能力水平"。3月10日，习近平同志专门赴湖北武汉考察疫情防控工作，提出要着力完善城市治理体系、着力完善城乡基层治理体系等问题。

3. 推进国际抗疫合作

疫情发生以来，习近平主席亲力亲为，密集开展元首外交，与各方领导人共商抗疫大计。截至5月15日，习近平主席同数十位外国领导人及联合国秘书长等国际组织负责人通电话，向十余个国家的领导人和欧盟等区域组织负责人致慰问电，传递中国愿同国际社会同舟共济的真诚意愿，为提振各方信心、推动全球团结抗疫发挥了引领性作用。李克强总理也同多国领导人通电话，并出席东盟与中日韩（10+3）抗击新冠肺炎疫情领导人特别会议，为东亚地区抗疫合作注入重要动力。

四、全面部署推动战略落地

战略目标的实现，各级各部门要在中央的务实推动下，展开扎实有力的工作加以贯彻落实。

对于此次疫情防控过程中提出的各项战略任务，在中央总体部署下，各地各部门积极推动、全面部署各项战略方针的落地工作，在短时间内取得了很好的成效。

1. 落实经济恢复与发展任务

在促进就业方面，有关部门和各地政府多措并举，促进农民工转移就业；国家有关部门出台政策，千方百计扩大高校毕业生就业。在财政金融支持方面，财政等部门在保障疫情防控资金需求和支持重点物资供应的同时，注重发挥财政调控作用，积极作为，精准施策，努力对冲疫情给经济平稳运行带来的负面影响；中国人民银行出台一系列政策缓解中小微企业和民营企业融资难、融资贵问题。在畅通产业链方面，工信部组织行业协会龙头企业带动上下游中小企业复工复产，各地也采取各种有效措施促进产业链专项对接，搭建产业链协作配套平台。

2. 落实社会治理体系改革任务

在国家公共卫生应急管理体系改革方面，国家卫健委积极谋划，提出了国家公共卫生应急管理体系改革与能力提升的框架思路。4月7日，广东和上海同步出台了各自的《关于完善重大疫情防控体制机制　健全公共卫生应急管理体系的若干意见》。在法治建设方面，2月24日，全国人大常委会出台了应急性的决定——《全国人大常委会关于全面禁止非法野生动物交易、革除滥食野生动物陋习、切实保障人民群众生命健康安全的决定》。4月26日至29日，全国人大常委会审议了生物安全法草案、动物防疫法修订草案等。

3. 落实推进国际抗疫合作任务

在卫生治理合作方面，卫生健康部门深化多边合作，支持二十国集团加强信息共享、政策协调和行动配合，深入开展国际药物、疫苗研发等合作。深化区域疫情应对协调，通过中日韩、中国—东盟、上海合作组织、中国—阿拉伯联盟、中国—中东欧国家等卫生合作机制，进一步强化卫生应急网络建设，加强信息共享和政策协调。在疫情防控技术合作方面，我国卫生健康部门组织抗疫经验交流、向多国派出专家组、开放新冠肺炎疫情网上知识中心、共享科学数据和信息。在对外抗疫援助方面，我国大力开展医疗物资援助，对公共卫生基础薄弱地区开展技术援助。

附 录

中华人民共和国传染病防治法

（1989 年 2 月 21 日第七届全国人民代表大会常务委员会第六次会议通过
2004 年 8 月 28 日第十届全国人民代表大会常务委员会第十一次会议修订 根据
2013 年 6 月 29 日第十二届全国人民代表大会常务委员会第三次会议《关于修改
〈中华人民共和国文物保护法〉等十二部法律的决定》修正）

第一章 总 则

第一条 为了预防、控制和消除传染病的发生与流行，保障人体健
康和公共卫生，制定本法。

第二条 国家对传染病防治实行预防为主的方针，防治结合、分类
管理、依靠科学、依靠群众。

第三条 本法规定的传染病分为甲类、乙类和丙类。

甲类传染病是指：鼠疫、霍乱。

乙类传染病是指：传染性非典型肺炎、艾滋病、病毒性肝炎、脊
髓灰质炎、人感染高致病性禽流感、麻疹、流行性出血热、狂犬
病、流行性乙型脑炎、登革热、炭疽、细菌性和阿米巴性痢疾、肺结
核、伤寒和副伤寒、流行性脑脊髓膜炎、百日咳、白喉、新生儿破伤
风、猩红热、布鲁氏菌病、淋病、梅毒、钩端螺旋体病、血吸虫病、疟疾。

丙类传染病是指：流行性感冒、流行性腮腺炎、风疹、急性出血性
结膜炎、麻风病、流行性和地方性斑疹伤寒、黑热病、包虫病、丝虫病，
除霍乱、细菌性和阿米巴性痢疾、伤寒和副伤寒以外的感染性腹泻病。

国务院卫生行政部门根据传染病暴发、流行情况和危害程度，可以
决定增加、减少或者调整乙类、丙类传染病病种并予以公布。

第四条 对乙类传染病中传染性非典型肺炎、炭疽中的肺炭疽和人感染高致病性禽流感，采取本法所称甲类传染病的预防、控制措施。其他乙类传染病和突发原因不明的传染病需要采取本法所称甲类传染病的预防、控制措施的，由国务院卫生行政部门及时报经国务院批准后予以公布、实施。

需要解除依照前款规定采取的甲类传染病预防、控制措施的，由国务院卫生行政部门报经国务院批准后予以公布。

省、自治区、直辖市人民政府对本行政区域内常见、多发的其他地方性传染病，可以根据情况决定按照乙类或者丙类传染病管理并予以公布，报国务院卫生行政部门备案。

第五条 各级人民政府领导传染病防治工作。

县级以上人民政府制定传染病防治规划并组织实施，建立健全传染病防治的疾病预防控制、医疗救治和监督管理体系。

第六条 国务院卫生行政部门主管全国传染病防治及其监督管理工作。县级以上地方人民政府卫生行政部门负责本行政区域内的传染病防治及其监督管理工作。

县级以上人民政府其他部门在各自的职责范围内负责传染病防治工作。

军队的传染病防治工作，依照本法和国家有关规定办理，由中国人民解放军卫生主管部门实施监督管理。

第七条 各级疾病预防控制机构承担传染病监测、预测、流行病学调查、疫情报告以及其他预防、控制工作。

医疗机构承担与医疗救治有关的传染病防治工作和责任区域内的传染病预防工作。城市社区和农村基层医疗机构在疾病预防控制机构的指导下，承担城市社区、农村基层相应的传染病防治工作。

第八条 国家发展现代医学和中医药等传统医学，支持和鼓励开展传染病防治的科学研究，提高传染病防治的科学技术水平。

国家支持和鼓励开展传染病防治的国际合作。

第九条 国家支持和鼓励单位和个人参与传染病防治工作。各级人民政府应当完善有关制度，方便单位和个人参与防治传染病的宣传教育、疫情报告、志愿服务和捐赠活动。

居民委员会、村民委员会应当组织居民、村民参与社区、农村的传染病预防与控制活动。

第十条 国家开展预防传染病的健康教育。新闻媒体应当无偿开展传染病防治和公共卫生教育的公益宣传。

各级各类学校应当对学生进行健康知识和传染病预防知识的教育。

医学院校应当加强预防医学教育和科学研究，对在校学生以及其他与传染病防治相关人员进行预防医学教育和培训，为传染病防治工作提供技术支持。

疾病预防控制机构、医疗机构应当定期对其工作人员进行传染病防治知识、技能的培训。

第十一条 对在传染病防治工作中做出显著成绩和贡献的单位和个人，给予表彰和奖励。

对因参与传染病防治工作致病、致残、死亡的人员，按照有关规定给予补助、抚恤。

第十二条 在中华人民共和国领域内的一切单位和个人，必须接受疾病预防控制机构、医疗机构有关传染病的调查、检验、采集样本、隔离治疗等预防、控制措施，如实提供有关情况。疾病预防控制机构、医疗机构不得泄露涉及个人隐私的有关信息、资料。

卫生行政部门以及其他有关部门、疾病预防控制机构和医疗机构因违法实施行政管理或者预防、控制措施，侵犯单位和个人合法权益的，有关单位和个人可以依法申请行政复议或者提起诉讼。

第二章 传染病预防

第十三条 各级人民政府组织开展群众性卫生活动，进行预防传染病的健康教育，倡导文明健康的生活方式，提高公众对传染病的防治意识和应对能力，加强环境卫生建设，消除鼠害和蚊、蝇等病媒生物的危害。

各级人民政府农业、水利、林业行政部门按照职责分工负责指导和组织消除农田、湖区、河流、牧场、林区的鼠害与血吸虫危害，以及其他传播传染病的动物和病媒生物的危害。

铁路、交通、民用航空行政部门负责组织消除交通工具以及相关场所的鼠害和蚊、蝇等病媒生物的危害。

第十四条 地方各级人民政府应当有计划地建设和改造公共卫生设施，改善饮用水卫生条件，对污水、污物、粪便进行无害化处置。

第十五条 国家实行有计划的预防接种制度。国务院卫生行政部门和省、自治区、直辖市人民政府卫生行政部门，根据传染病预防、控制的需要，制定传染病预防接种规划并组织实施。用于预防接种的疫苗必须符合国家质量标准。

国家对儿童实行预防接种证制度。国家免疫规划项目的预防接种实行免费。医疗机构、疾病预防控制机构与儿童的监护人应当相互配合，保证儿童及时接受预防接种。具体办法由国务院制定。

第十六条 国家和社会应当关心、帮助传染病病人、病原携带者和疑似传染病病人，使其得到及时救治。任何单位和个人不得歧视传染病病人、病原携带者和疑似传染病病人。

传染病病人、病原携带者和疑似传染病病人，在治愈前或者在排除传染病嫌疑前，不得从事法律、行政法规和国务院卫生行政部门规定禁止从事的易使该传染病扩散的工作。

第十七条 国家建立传染病监测制度。

国务院卫生行政部门制定国家传染病监测规划和方案。省、自治区、直辖市人民政府卫生行政部门根据国家传染病监测规划和方案，制定本行政区域的传染病监测计划和工作方案。

各级疾病预防控制机构对传染病的发生、流行以及影响其发生、流行的因素，进行监测；对国外发生、国内尚未发生的传染病或者国内新发生的传染病，进行监测。

第十八条 各级疾病预防控制机构在传染病预防控制中履行下列职责：

（一）实施传染病预防控制规划、计划和方案；

（二）收集、分析和报告传染病监测信息，预测传染病的发生、流行趋势；

（三）开展对传染病疫情和突发公共卫生事件的流行病学调查、现场处理及其效果评价；

（四）开展传染病实验室检测、诊断、病原学鉴定；

（五）实施免疫规划，负责预防性生物制品的使用管理；

（六）开展健康教育、咨询，普及传染病防治知识；

（七）指导、培训下级疾病预防控制机构及其工作人员开展传染病监测工作；

（八）开展传染病防治应用性研究和卫生评价，提供技术咨询。

国家、省级疾病预防控制机构负责对传染病发生、流行以及分布进行监测，对重大传染病流行趋势进行预测，提出预防控制对策，参与并指导对暴发的疫情进行调查处理，开展传染病病原学鉴定，建立检测质量控制体系，开展应用性研究和卫生评价。

设区的市和县级疾病预防控制机构负责传染病预防控制规划、方案的落实，组织实施免疫、消毒、控制病媒生物的危害，普及传染病防治知识，负责本地区疫情和突发公共卫生事件监测、报告，开展流行病学调查和常见病原微生物检测。

第十九条　国家建立传染病预警制度。

国务院卫生行政部门和省、自治区、直辖市人民政府根据传染病发生、流行趋势的预测，及时发出传染病预警，根据情况予以公布。

第二十条　县级以上地方人民政府应当制定传染病预防、控制预案，报上一级人民政府备案。

传染病预防、控制预案应当包括以下主要内容：

（一）传染病预防控制指挥部的组成和相关部门的职责；

（二）传染病的监测、信息收集、分析、报告、通报制度；

（三）疾病预防控制机构、医疗机构在发生传染病疫情时的任务与职责；

（四）传染病暴发、流行情况的分级以及相应的应急工作方案；

（五）传染病预防、疫点疫区现场控制，应急设施、设备、救治药品和医疗器械以及其他物资和技术的储备与调用。

地方人民政府和疾病预防控制机构接到国务院卫生行政部门或者省、自治区、直辖市人民政府发出的传染病预警后，应当按照传染病预防、控制预案，采取相应的预防、控制措施。

第二十一条　医疗机构必须严格执行国务院卫生行政部门规定的管理制度、操作规范，防止传染病的医源性感染和医院感染。

医疗机构应当确定专门的部门或者人员，承担传染病疫情报告、本单位的传染病预防、控制以及责任区域内的传染病预防工作；承担医疗活动中与医院感染有关的危险因素监测、安全防护、消毒、隔离和医疗废物处置工作。

疾病预防控制机构应当指定专门人员负责对医疗机构内传染病预防工作进行指导、考核，开展流行病学调查。

第二十二条　疾病预防控制机构、医疗机构的实验室和从事病原微生物实验的单位，应当符合国家规定的条件和技术标准，建立严格的监督管理制度，对传染病病原体样本按照规定的措施实行严格监督管理，严防传染病病原体的实验室感染和病原微生物的扩散。

第二十三条　采供血机构、生物制品生产单位必须严格执行国家有关规定，保证血液、血液制品的质量。禁止非法采集血液或者组织他人出卖血液。

疾病预防控制机构、医疗机构使用血液和血液制品，必须遵守国家有关规定，防止因输入血液、使用血液制品引起经血液传播疾病的发生。

第二十四条　各级人民政府应当加强艾滋病的防治工作，采取预防、控制措施，防止艾滋病的传播。具体办法由国务院制定。

第二十五条　县级以上人民政府农业、林业行政部门以及其他有关部门，依据各自的职责负责与人畜共患传染病有关的动物传染病的防治管理工作。

与人畜共患传染病有关的野生动物、家畜家禽，经检疫合格后，方可出售、运输。

第二十六条　国家建立传染病菌种、毒种库。

对传染病菌种、毒种和传染病检测样本的采集、保藏、携带、运输和使用实行分类管理，建立健全严格的管理制度。

对可能导致甲类传染病传播的以及国务院卫生行政部门规定的菌种、毒种和传染病检测样本，确需采集、保藏、携带、运输和使用的，须经省级以上人民政府卫生行政部门批准。具体办法由国务院制定。

第二十七条　对被传染病病原体污染的污水、污物、场所和物品，有关单位和个人必须在疾病预防控制机构的指导下或者按照其提出的卫生要求，进行严格消毒处理；拒绝消毒处理的，由当地卫生行政部门或者疾病预防控制机构进行强制消毒处理。

第二十八条　在国家确认的自然疫源地计划兴建水利、交通、旅游、能源等大型建设项目的，应当事先由省级以上疾病预防控制机构对施工环境进行卫生调查。建设单位应当根据疾病预防控制机构的意见，采取必要的传染病预防、控制措施。施工期间，建设单位应当设专人负责工地上的卫生防疫工作。工程竣工后，疾病预防控制机构应当对可能发生的传染病进行监测。

第二十九条　用于传染病防治的消毒产品、饮用水供水单位供应的饮用水和涉及饮用水卫生安全的产品，应当符合国家卫生标准和卫生规范。

饮用水供水单位从事生产或者供应活动，应当依法取得卫生许可证。

生产用于传染病防治的消毒产品的单位和生产用于传染病防治的消毒产品，应当经省级以上人民政府卫生行政部门审批。具体办法由国务院制定。

第三章　疫情报告、通报和公布

第三十条　疾病预防控制机构、医疗机构和采供血机构及其执行职务的人员发现本法规定的传染病疫情或者发现其他传染病暴发、流行以及突发原因不明的传染病时，应当遵循疫情报告属地管理原则，按照国务院规定的或者国务院卫生行政部门规定的内容、程序、方式和时限报告。

军队医疗机构向社会公众提供医疗服务，发现前款规定的传染病疫情时，应当按照国务院卫生行政部门的规定报告。

第三十一条　任何单位和个人发现传染病病人或者疑似传染病病人时，应当及时向附近的疾病预防控制机构或者医疗机构报告。

第三十二条　港口、机场、铁路疾病预防控制机构以及国境卫生检疫机关发现甲类传染病病人、病原携带者、疑似传染病病人时，应当按照国家有关规定立即向国境口岸所在地的疾病预防控制机构或者所在地县级以上地方人民政府卫生行政部门报告并互相通报。

第三十三条　疾病预防控制机构应当主动收集、分析、调查、核实传染病疫情信息。接到甲类、乙类传染病疫情报告或者发现传染病暴发、流行时，应当立即报告当地卫生行政部门，由当地卫生行政部门立即报告当地人民政府，同时报告上级卫生行政部门和国务院卫生行政部门。

疾病预防控制机构应当设立或者指定专门的部门、人员负责传染病疫情信息管理工作，及时对疫情报告进行核实、分析。

第三十四条　县级以上地方人民政府卫生行政部门应当及时向本行政区域内的疾病预防控制机构和医疗机构通报传染病疫情以及监测、预警的相关信息。接到通报的疾病预防控制机构和医疗机构应当及时告知本单位的有关人员。

第三十五条　国务院卫生行政部门应当及时向国务院其他有关部门和各省、自治区、直辖市人民政府卫生行政部门通报全国传染病疫情以及监测、预警的相关信息。

毗邻的以及相关的地方人民政府卫生行政部门，应当及时互相通报本行政区域的传染病疫情以及监测、预警的相关信息。

县级以上人民政府有关部门发现传染病疫情时，应当及时向同级人民政府卫生行政部门通报。

中国人民解放军卫生主管部门发现传染病疫情时，应当向国务院卫生行政部门通报。

第三十六条　动物防疫机构和疾病预防控制机构，应当及时互相通报动物间和人间发生的人畜共患传染病疫情以及相关信息。

第三十七条　依照本法的规定负有传染病疫情报告职责的人民政府有关部门、疾病预防控制机构、医疗机构、采供血机构及其工作人员，不得隐瞒、谎报、缓报传染病疫情。

第三十八条　国家建立传染病疫情信息公布制度。

国务院卫生行政部门定期公布全国传染病疫情信息。省、自治区、直辖市人民政府卫生行政部门定期公布本行政区域的传染病疫情信息。

传染病暴发、流行时，国务院卫生行政部门负责向社会公布传染病疫情信息，并可以授权省、自治区、直辖市人民政府卫生行政部门向社会公布本行政区域的传染病疫情信息。

公布传染病疫情信息应当及时、准确。

第四章　疫情控制

第三十九条　医疗机构发现甲类传染病时，应当及时采取下列措施：

（一）对病人、病原携带者，予以隔离治疗，隔离期限根据医学检查结果确定；

（二）对疑似病人，确诊前在指定场所单独隔离治疗；

（三）对医疗机构内的病人、病原携带者、疑似病人的密切接触者，在指定场所进行医学观察和采取其他必要的预防措施。

拒绝隔离治疗或者隔离期未满擅自脱离隔离治疗的，可以由公安机关协助医疗机构采取强制隔离治疗措施。

医疗机构发现乙类或者丙类传染病病人，应当根据病情采取必要的治疗和控制传播措施。

医疗机构对本单位内被传染病病原体污染的场所、物品以及医疗废物，必须依照法律、法规的规定实施消毒和无害化处置。

第四十条　疾病预防控制机构发现传染病疫情或者接到传染病疫情报告时，应当及时采取下列措施：

（一）对传染病疫情进行流行病学调查，根据调查情况提出划定疫点、疫区的建议，对被污染的场所进行卫生处理，对密切接触者，在指定场所进行医学观察和采取其他必要的预防措施，并向卫生行政部门提出疫情控制方案；

（二）传染病暴发、流行时，对疫点、疫区进行卫生处理，向卫生行政部门提出疫情控制方案，并按照卫生行政部门的要求采取措施；

（三）指导下级疾病预防控制机构实施传染病预防、控制措施，组织、指导有关单位对传染病疫情的处理。

第四十一条　对已经发生甲类传染病病例的场所或者该场所内的特定区域的人员，所在地的县级以上地方人民政府可以实施隔离措施，并同时向上一级人民政府报告；接到报告的上级人民政府应当即时作出是否批准的决定。上级人民政府作出不予批准决定的，实施隔离措施的人民政府应当立即解除隔离措施。

在隔离期间，实施隔离措施的人民政府应当对被隔离人员提供生活保障；被隔离人员有工作单位的，所在单位不得停止支付其隔离期间的工作报酬。

隔离措施的解除，由原决定机关决定并宣布。

第四十二条　传染病暴发、流行时，县级以上地方人民政府应当立即组织力量，按照预防、控制预案进行防治，切断传染病的传播途径，必要时，报经上一级人民政府决定，可以采取下列紧急措施并予以公告：

（一）限制或者停止集市、影剧院演出或者其他人群聚集的活动；

（二）停工、停业、停课；

（三）封闭或者封存被传染病病原体污染的公共饮用水源、食品以及相关物品；

（四）控制或者扑杀染疫野生动物、家畜家禽；

（五）封闭可能造成传染病扩散的场所。

上级人民政府接到下级人民政府关于采取前款所列紧急措施的报告时，应当即时作出决定。

紧急措施的解除，由原决定机关决定并宣布。

第四十三条　甲类、乙类传染病暴发、流行时，县级以上地方人民政府报经上一级人民政府决定，可以宣布本行政区域部分或者全部为疫区；国务院可以决定并宣布跨省、自治区、直辖市的疫区。县级以上地方人民政府可以在疫区内采取本法第四十二条规定的紧急措施，并可以对出入疫区的人员、物资和交通工具实施卫生检疫。

省、自治区、直辖市人民政府可以决定对本行政区域内的甲类传染病疫区实施封锁；但是，封锁大、中城市的疫区或者封锁跨省、自治区、直辖市的疫区，以及封锁疫区导致中断干线交通或者封锁国境的，由国务院决定。

疫区封锁的解除，由原决定机关决定并宣布。

第四十四条 发生甲类传染病时，为了防止该传染病通过交通工具及其乘运的人员、物资传播，可以实施交通卫生检疫。具体办法由国务院制定。

第四十五条 传染病暴发、流行时，根据传染病疫情控制的需要，国务院有权在全国范围或者跨省、自治区、直辖市范围内，县级以上地方人民政府有权在本行政区域内紧急调集人员或者调用储备物资，临时征用房屋、交通工具以及相关设施、设备。

紧急调集人员的，应当按照规定给予合理报酬。临时征用房屋、交通工具以及相关设施、设备的，应当依法给予补偿；能返还的，应当及时返还。

第四十六条 患甲类传染病、炭疽死亡的，应当将尸体立即进行卫生处理，就近火化。患其他传染病死亡的，必要时，应当将尸体进行卫生处理后火化或者按照规定深埋。

为了查找传染病病因，医疗机构在必要时可以按照国务院卫生行政部门的规定，对传染病病人尸体或者疑似传染病病人尸体进行解剖查验，并应当告知死者家属。

第四十七条 疫区中被传染病病原体污染或者可能被传染病病原体污染的物品，经消毒可以使用的，应当在当地疾病预防控制机构的指导下，进行消毒处理后，方可使用、出售和运输。

第四十八条 发生传染病疫情时，疾病预防控制机构和省级以上人民政府卫生行政部门指派的其他与传染病有关的专业技术机构,可以进入传染病疫点、疫区进行调查、采集样本、技术分析和检验。

第四十九条 传染病暴发、流行时,药品和医疗器械生产、供应单位应当及时生产、供应防治传染病的药品和医疗器械。铁路、交通、民用航空经营单位必须优先运送处理传染病疫情的人员以及防治传染病的药品和医疗器械。县级以上人民政府有关部门应当做好组织协调工作。

第五章 医疗救治

第五十条 县级以上人民政府应当加强和完善传染病医疗救治服务网络的建设,指定具备传染病救治条件和能力的医疗机构承担传染病救治任务,或者根据传染病救治需要设置传染病医院。

第五十一条 医疗机构的基本标准、建筑设计和服务流程,应当符合预防传染病医院感染的要求。

医疗机构应当按照规定对使用的医疗器械进行消毒;对按照规定一次使用的医疗器具,应当在使用后予以销毁。

医疗机构应当按照国务院卫生行政部门规定的传染病诊断标准和治疗要求,采取相应措施,提高传染病医疗救治能力。

第五十二条 医疗机构应当对传染病病人或者疑似传染病病人提供医疗救护、现场救援和接诊治疗,书写病历记录以及其他有关资料,并妥善保管。

医疗机构应当实行传染病预检、分诊制度;对传染病病人、疑似传染病病人,应当引导至相对隔离的分诊点进行初诊。医疗机构不具备相应救治能力的,应当将患者及其病历记录复印件一并转至具备相应救治能力的医疗机构。具体办法由国务院卫生行政部门规定。

第六章 监督管理

第五十三条 县级以上人民政府卫生行政部门对传染病防治工作履

行下列监督检查职责：

（一）对下级人民政府卫生行政部门履行本法规定的传染病防治职责进行监督检查；

（二）对疾病预防控制机构、医疗机构的传染病防治工作进行监督检查；

（三）对采供血机构的采供血活动进行监督检查；

（四）对用于传染病防治的消毒产品及其生产单位进行监督检查，并对饮用水供水单位从事生产或者供应活动以及涉及饮用水卫生安全的产品进行监督检查；

（五）对传染病菌种、毒种和传染病检测样本的采集、保藏、携带、运输、使用进行监督检查；

（六）对公共场所和有关单位的卫生条件和传染病预防、控制措施进行监督检查。

省级以上人民政府卫生行政部门负责组织对传染病防治重大事项的处理。

第五十四条　县级以上人民政府卫生行政部门在履行监督检查职责时，有权进入被检查单位和传染病疫情发生现场调查取证，查阅或者复制有关的资料和采集样本。被检查单位应当予以配合，不得拒绝、阻挠。

第五十五条　县级以上地方人民政府卫生行政部门在履行监督检查职责时，发现被传染病病原体污染的公共饮用水源、食品以及相关物品，如不及时采取控制措施可能导致传染病传播、流行的，可以采取封闭公共饮用水源、封存食品以及相关物品或者暂停销售的临时控制措施，并予以检验或者进行消毒。经检验，属于被污染的食品，应当予以销毁；对未被污染的食品或者经消毒后可以使用的物品，应当解除控制措施。

第五十六条　卫生行政部门工作人员依法执行职务时，应当不少于两人，并出示执法证件，填写卫生执法文书。

卫生执法文书经核对无误后，应当由卫生执法人员和当事人签名。当事人拒绝签名的，卫生执法人员应当注明情况。

第五十七条　卫生行政部门应当依法建立健全内部监督制度，对其工作人员依据法定职权和程序履行职责的情况进行监督。

上级卫生行政部门发现下级卫生行政部门不及时处理职责范围内的事项或者不履行职责的，应当责令纠正或者直接予以处理。

第五十八条　卫生行政部门及其工作人员履行职责，应当自觉接受社会和公民的监督。单位和个人有权向上级人民政府及其卫生行政部门举报违反本法的行为。接到举报的有关人民政府或者其卫生行政部门，应当及时调查处理。

第七章　保障措施

第五十九条　国家将传染病防治工作纳入国民经济和社会发展计划，县级以上地方人民政府将传染病防治工作纳入本行政区域的国民经济和社会发展计划。

第六十条　县级以上地方人民政府按照本级政府职责负责本行政区域内传染病预防、控制、监督工作的日常经费。

国务院卫生行政部门会同国务院有关部门，根据传染病流行趋势，确定全国传染病预防、控制、救治、监测、预测、预警、监督检查等项目。中央财政对困难地区实施重大传染病防治项目给予补助。

省、自治区、直辖市人民政府根据本行政区域内传染病流行趋势，在国务院卫生行政部门确定的项目范围内，确定传染病预防、控制、监督等项目，并保障项目的实施经费。

第六十一条　国家加强基层传染病防治体系建设，扶持贫困地区和少数民族地区的传染病防治工作。

地方各级人民政府应当保障城市社区、农村基层传染病预防工作的经费。

第六十二条　国家对患有特定传染病的困难人群实行医疗救助，减免医疗费用。具体办法由国务院卫生行政部门会同国务院财政部门等部门制定。

第六十三条　县级以上人民政府负责储备防治传染病的药品、医疗器械和其他物资，以备调用。

第六十四条 对从事传染病预防、医疗、科研、教学、现场处理疫情的人员，以及在生产、工作中接触传染病病原体的其他人员，有关单位应当按照国家规定，采取有效的卫生防护措施和医疗保健措施，并给予适当的津贴。

第八章 法律责任

第六十五条 地方各级人民政府未依照本法的规定履行报告职责，或者隐瞒、谎报、缓报传染病疫情，或者在传染病暴发、流行时，未及时组织救治、采取控制措施的，由上级人民政府责令改正，通报批评；造成传染病传播、流行或者其他严重后果的，对负有责任的主管人员，依法给予行政处分；构成犯罪的，依法追究刑事责任。

第六十六条 县级以上人民政府卫生行政部门违反本法规定，有下列情形之一的，由本级人民政府、上级人民政府卫生行政部门责令改正，通报批评；造成传染病传播、流行或者其他严重后果的，对负有责任的主管人员和其他直接责任人员，依法给予行政处分；构成犯罪的，依法追究刑事责任：

（一）未依法履行传染病疫情通报、报告或者公布职责，或者隐瞒、谎报、缓报传染病疫情的；

（二）发生或者可能发生传染病传播时未及时采取预防、控制措施的；

（三）未依法履行监督检查职责，或者发现违法行为不及时查处的；

（四）未及时调查、处理单位和个人对下级卫生行政部门不履行传染病防治职责的举报的；

（五）违反本法的其他失职、渎职行为。

第六十七条 县级以上人民政府有关部门未依照本法的规定履行传染病防治和保障职责的，由本级人民政府或者上级人民政府有关部门责令改正，通报批评；造成传染病传播、流行或者其他严重后果的，对负有责任的主管人员和其他直接责任人员，依法给予行政处分；构成犯罪的，依法追究刑事责任。

第六十八条　疾病预防控制机构违反本法规定，有下列情形之一的，由县级以上人民政府卫生行政部门责令限期改正，通报批评，给予警告；对负有责任的主管人员和其他直接责任人员，依法给予降级、撤职、开除的处分，并可以依法吊销有关责任人员的执业证书；构成犯罪的，依法追究刑事责任：

（一）未依法履行传染病监测职责的；

（二）未依法履行传染病疫情报告、通报职责，或者隐瞒、谎报、缓报传染病疫情的；

（三）未主动收集传染病疫情信息，或者对传染病疫情信息和疫情报告未及时进行分析、调查、核实的；

（四）发现传染病疫情时，未依据职责及时采取本法规定的措施的；

（五）故意泄露传染病病人、病原携带者、疑似传染病病人、密切接触者涉及个人隐私的有关信息、资料的。

第六十九条　医疗机构违反本法规定，有下列情形之一的，由县级以上人民政府卫生行政部门责令改正，通报批评，给予警告；造成传染病传播、流行或者其他严重后果的，对负有责任的主管人员和其他直接责任人员，依法给予降级、撤职、开除的处分，并可以依法吊销有关责任人员的执业证书；构成犯罪的，依法追究刑事责任：

（一）未按照规定承担本单位的传染病预防、控制工作、医院感染控制任务和责任区域内的传染病预防工作的；

（二）未按照规定报告传染病疫情，或者隐瞒、谎报、缓报传染病疫情的；

（三）发现传染病疫情时，未按照规定对传染病病人、疑似传染病病人提供医疗救护、现场救援、接诊、转诊的，或者拒绝接受转诊的；

（四）未按照规定对本单位内被传染病病原体污染的场所、物品以及医疗废物实施消毒或者无害化处置的；

（五）未按照规定对医疗器械进行消毒，或者对按照规定一次使用的医疗器具未予销毁，再次使用的；

（六）在医疗救治过程中未按照规定保管医学记录资料的；

（七）故意泄露传染病病人、病原携带者、疑似传染病病人、密切接触者涉及个人隐私的有关信息、资料的。

第七十条　采供血机构未按照规定报告传染病疫情，或者隐瞒、谎报、缓报传染病疫情，或者未执行国家有关规定，导致因输入血液引起经血液传播疾病发生的，由县级以上人民政府卫生行政部门责令改正，通报批评，给予警告；造成传染病传播、流行或者其他严重后果的，对负有责任的主管人员和其他直接责任人员，依法给予降级、撤职、开除的处分，并可以依法吊销采供血机构的执业许可证；构成犯罪的，依法追究刑事责任。

非法采集血液或者组织他人出卖血液的，由县级以上人民政府卫生行政部门予以取缔，没收违法所得，可以并处十万元以下的罚款；构成犯罪的，依法追究刑事责任。

第七十一条　国境卫生检疫机关、动物防疫机构未依法履行传染病疫情通报职责的，由有关部门在各自职责范围内责令改正，通报批评；造成传染病传播、流行或者其他严重后果的，对负有责任的主管人员和其他直接责任人员，依法给予降级、撤职、开除的处分；构成犯罪的，依法追究刑事责任。

第七十二条　铁路、交通、民用航空经营单位未依照本法的规定优先运送处理传染病疫情的人员以及防治传染病的药品和医疗器械的，由有关部门责令限期改正，给予警告；造成严重后果的，对负有责任的主管人员和其他直接责任人员，依法给予降级、撤职、开除的处分。

第七十三条　违反本法规定，有下列情形之一，导致或者可能导致传染病传播、流行的，由县级以上人民政府卫生行政部门责令限期改正，没收违法所得，可以并处五万元以下的罚款；已取得许可证的，原发证部门可以依法暂扣或者吊销许可证；构成犯罪的，依法追究刑事责任：

（一）饮用水供水单位供应的饮用水不符合国家卫生标准和卫生规范的；

（二）涉及饮用水卫生安全的产品不符合国家卫生标准和卫生规范的；

（三）用于传染病防治的消毒产品不符合国家卫生标准和卫生规范的；

（四）出售、运输疫区中被传染病病原体污染或者可能被传染病病原体污染的物品，未进行消毒处理的；

（五）生物制品生产单位生产的血液制品不符合国家质量标准的。

第七十四条　违反本法规定，有下列情形之一的，由县级以上地方人民政府卫生行政部门责令改正，通报批评，给予警告，已取得许可证的，可以依法暂扣或者吊销许可证；造成传染病传播、流行以及其他严重后果的，对负有责任的主管人员和其他直接责任人员，依法给予降级、撤职、开除的处分，并可以依法吊销有关责任人员的执业证书；构成犯罪的，依法追究刑事责任：

（一）疾病预防控制机构、医疗机构和从事病原微生物实验的单位，不符合国家规定的条件和技术标准，对传染病病原体样本未按照规定进行严格管理，造成实验室感染和病原微生物扩散的；

（二）违反国家有关规定，采集、保藏、携带、运输和使用传染病菌种、毒种和传染病检测样本的；

（三）疾病预防控制机构、医疗机构未执行国家有关规定，导致因输入血液、使用血液制品引起经血液传播疾病发生的。

第七十五条　未经检疫出售、运输与人畜共患传染病有关的野生动物、家畜家禽的，由县级以上地方人民政府畜牧兽医行政部门责令停止违法行为，并依法给予行政处罚。

第七十六条　在国家确认的自然疫源地兴建水利、交通、旅游、能源等大型建设项目，未经卫生调查进行施工的，或者未按照疾病预防控制机构的意见采取必要的传染病预防、控制措施的，由县级以上人民政府卫生行政部门责令限期改正，给予警告，处五千元以上三万元以下的罚款；逾期不改正的，处三万元以上十万元以下的罚款，并可以提请有关人民政府依据职责权限，责令停建、关闭。

第七十七条　单位和个人违反本法规定，导致传染病传播、流行，给他人人身、财产造成损害的，应当依法承担民事责任。

第九章　附　则

第七十八条　本法中下列用语的含义：

（一）传染病病人、疑似传染病病人：指根据国务院卫生行政部门发布的《中华人民共和国传染病防治法规定管理的传染病诊断标准》，符合传染病病人和疑似传染病病人诊断标准的人。

（二）病原携带者：指感染病原体无临床症状但能排出病原体的人。

（三）流行病学调查：指对人群中疾病或者健康状况的分布及其决定因素进行调查研究，提出疾病预防控制措施及保健对策。

（四）疫点：指病原体从传染源向周围播散的范围较小或者单个疫源地。

（五）疫区：指传染病在人群中暴发、流行，其病原体向周围播散时所能波及的地区。

（六）人畜共患传染病：指人与脊椎动物共同罹患的传染病，如鼠疫、狂犬病、血吸虫病等。

（七）自然疫源地：指某些可引起人类传染病的病原体在自然界的野生动物中长期存在和循环的地区。

（八）病媒生物：指能够将病原体从人或者其他动物传播给人的生物，如蚊、蝇、蚤类等。

（九）医源性感染：指在医学服务中，因病原体传播引起的感染。

（十）医院感染：指住院病人在医院内获得的感染，包括在住院期间发生的感染和在医院内获得出院后发生的感染，但不包括入院前已开始或者入院时已处于潜伏期的感染。医院工作人员在医院内获得的感染也属医院感染。

（十一）实验室感染：指从事实验室工作时，因接触病原体所致的感染。

（十二）菌种、毒种：指可能引起本法规定的传染病发生的细菌菌种、病毒毒种。

（十三）消毒：指用化学、物理、生物的方法杀灭或者消除环境中的病原微生物。

（十四）疾病预防控制机构：指从事疾病预防控制活动的疾病预防控制中心以及与上述机构业务活动相同的单位。

（十五）医疗机构：指按照《医疗机构管理条例》取得医疗机构执业许可证，从事疾病诊断、治疗活动的机构。

第七十九条　传染病防治中有关食品、药品、血液、水、医疗废物和病原微生物的管理以及动物防疫和国境卫生检疫，本法未规定的，分别适用其他有关法律、行政法规的规定。

第八十条　本法自 2004 年 12 月 1 日起施行。

中华人民共和国生物安全法

（2020 年 10 月 17 日第十三届全国人民代表大会常务委员会第二十二次会议通过）

第一章　总　则

第一条　为了维护国家安全，防范和应对生物安全风险，保障人民生命健康，保护生物资源和生态环境，促进生物技术健康发展，推动构建人类命运共同体，实现人与自然和谐共生，制定本法。

第二条　本法所称生物安全，是指国家有效防范和应对危险生物因子及相关因素威胁，生物技术能够稳定健康发展，人民生命健康和生态系统相对处于没有危险和不受威胁的状态，生物领域具备维护国家安全和持续发展的能力。

从事下列活动，适用本法：

（一）防控重大新发突发传染病、动植物疫情；

（二）生物技术研究、开发与应用；

（三）病原微生物实验室生物安全管理；

（四）人类遗传资源与生物资源安全管理；

（五）防范外来物种入侵与保护生物多样性；

（六）应对微生物耐药；

（七）防范生物恐怖袭击与防御生物武器威胁；

（八）其他与生物安全相关的活动。

第三条　生物安全是国家安全的重要组成部分。维护生物安全应当贯彻总体国家安全观，统筹发展和安全，坚持以人为本、风险预防、分类管理、协同配合的原则。

第四条　坚持中国共产党对国家生物安全工作的领导，建立健全国家生物安全领导体制，加强国家生物安全风险防控和治理体系建设，提高国家生物安全治理能力。

第五条　国家鼓励生物科技创新，加强生物安全基础设施和生物科技人才队伍建设，支持生物产业发展，以创新驱动提升生物科技水平，增强生物安全保障能力。

第六条　国家加强生物安全领域的国际合作，履行中华人民共和国缔结或者参加的国际条约规定的义务，支持参与生物科技交流合作与生物安全事件国际救援，积极参与生物安全国际规则的研究与制定，推动完善全球生物安全治理。

第七条　各级人民政府及其有关部门应当加强生物安全法律法规和生物安全知识宣传普及工作，引导基层群众性自治组织、社会组织开展生物安全法律法规和生物安全知识宣传，促进全社会生物安全意识的提升。

相关科研院校、医疗机构以及其他企业事业单位应当将生物安全法律法规和生物安全知识纳入教育培训内容，加强学生、从业人员生物安全意识和伦理意识的培养。

新闻媒体应当开展生物安全法律法规和生物安全知识公益宣传，对生物安全违法行为进行舆论监督，增强公众维护生物安全的社会责任意识。

第八条　任何单位和个人不得危害生物安全。

任何单位和个人有权举报危害生物安全的行为；接到举报的部门应当及时依法处理。

第九条　对在生物安全工作中做出突出贡献的单位和个人，县级以上人民政府及其有关部门按照国家规定予以表彰和奖励。

第二章　生物安全风险防控体制

第十条　中央国家安全领导机构负责国家生物安全工作的决策和议事协调，研究制定、指导实施国家生物安全战略和有关重大方针政策，统筹协调国家生物安全的重大事项和重要工作，建立国家生物安全工作协调机制。

省、自治区、直辖市建立生物安全工作协调机制，组织协调、督促推进本行政区域内生物安全相关工作。

第十一条　国家生物安全工作协调机制由国务院卫生健康、农业农村、科学技术、外交等主管部门和有关军事机关组成，分析研判国家生物安全形势，组织协调、督促推进国家生物安全相关工作。国家生物安全工作协调机制设立办公室，负责协调机制的日常工作。

国家生物安全工作协调机制成员单位和国务院其他有关部门根据职责分工，负责生物安全相关工作。

第十二条　国家生物安全工作协调机制设立专家委员会，为国家生物安全战略研究、政策制定及实施提供决策咨询。

国务院有关部门组织建立相关领域、行业的生物安全技术咨询专家委员会，为生物安全工作提供咨询、评估、论证等技术支撑。

第十三条　地方各级人民政府对本行政区域内生物安全工作负责。

县级以上地方人民政府有关部门根据职责分工，负责生物安全相关工作。

基层群众性自治组织应当协助地方人民政府以及有关部门做好生物安全风险防控、应急处置和宣传教育等工作。

有关单位和个人应当配合做好生物安全风险防控和应急处置等工作。

第十四条　国家建立生物安全风险监测预警制度。国家生物安全工作协调机制组织建立国家生物安全风险监测预警体系，提高生物安全风险识别和分析能力。

第十五条　国家建立生物安全风险调查评估制度。国家生物安全工作协调机制应当根据风险监测的数据、资料等信息，定期组织开展生物安全风险调查评估。

有下列情形之一的，有关部门应当及时开展生物安全风险调查评估，依法采取必要的风险防控措施：

（一）通过风险监测或者接到举报发现可能存在生物安全风险；

（二）为确定监督管理的重点领域、重点项目，制定、调整生物安全相关名录或者清单；

（三）发生重大新发突发传染病、动植物疫情等危害生物安全的事件；

（四）需要调查评估的其他情形。

第十六条 国家建立生物安全信息共享制度。国家生物安全工作协调机制组织建立统一的国家生物安全信息平台，有关部门应当将生物安全数据、资料等信息汇交国家生物安全信息平台，实现信息共享。

第十七条 国家建立生物安全信息发布制度。国家生物安全总体情况、重大生物安全风险警示信息、重大生物安全事件及其调查处理信息等重大生物安全信息，由国家生物安全工作协调机制成员单位根据职责分工发布；其他生物安全信息由国务院有关部门和县级以上地方人民政府及其有关部门根据职责权限发布。

任何单位和个人不得编造、散布虚假的生物安全信息。

第十八条 国家建立生物安全名录和清单制度。国务院及其有关部门根据生物安全工作需要，对涉及生物安全的材料、设备、技术、活动、重要生物资源数据、传染病、动植物疫病、外来入侵物种等制定、公布名录或者清单，并动态调整。

第十九条 国家建立生物安全标准制度。国务院标准化主管部门和国务院其他有关部门根据职责分工，制定和完善生物安全领域相关标准。

国家生物安全工作协调机制组织有关部门加强不同领域生物安全标准的协调和衔接，建立和完善生物安全标准体系。

第二十条 国家建立生物安全审查制度。对影响或者可能影响国家安全的生物领域重大事项和活动，由国务院有关部门进行生物安全审查，有效防范和化解生物安全风险。

第二十一条 国家建立统一领导、协同联动、有序高效的生物安全应急制度。

国务院有关部门应当组织制定相关领域、行业生物安全事件应急预案，根据应急预案和统一部署开展应急演练、应急处置、应急救援和事后恢复等工作。

县级以上地方人民政府及其有关部门应当制定并组织、指导和督促相关企业事业单位制定生物安全事件应急预案，加强应急准备、人员培训和应急演练，开展生物安全事件应急处置、应急救援和事后恢复等工作。

中国人民解放军、中国人民武装警察部队按照中央军事委员会的命令，依法参加生物安全事件应急处置和应急救援工作。

第二十二条 国家建立生物安全事件调查溯源制度。发生重大新发突发传染病、动植物疫情和不明原因的生物安全事件，国家生物安全工作协调机制应当组织开展调查溯源，确定事件性质，全面评估事件影响，提出意见建议。

第二十三条 国家建立首次进境或者暂停后恢复进境的动植物、动植物产品、高风险生物因子国家准入制度。

进出境的人员、运输工具、集装箱、货物、物品、包装物和国际航行船舶压舱水排放等应当符合我国生物安全管理要求。

海关对发现的进出境和过境生物安全风险，应当依法处置。经评估为生物安全高风险的人员、运输工具、货物、物品等，应当从指定的国境口岸进境，并采取严格的风险防控措施。

第二十四条 国家建立境外重大生物安全事件应对制度。境外发生重大生物安全事件的，海关依法采取生物安全紧急防控措施，加强证件核验，提高查验比例，暂停相关人员、运输工具、货物、物品等进境。必要时经国务院同意，可以采取暂时关闭有关口岸、封锁有关国境等措施。

第二十五条 县级以上人民政府有关部门应当依法开展生物安全监督检查工作，被检查单位和个人应当配合，如实说明情况，提供资料，不得拒绝、阻挠。

涉及专业技术要求较高、执法业务难度较大的监督检查工作，应当有生物安全专业技术人员参加。

第二十六条 县级以上人民政府有关部门实施生物安全监督检查，可以依法采取下列措施：

（一）进入被检查单位、地点或者涉嫌实施生物安全违法行为的场所进行现场监测、勘查、检查或者核查；

（二）向有关单位和个人了解情况；

（三）查阅、复制有关文件、资料、档案、记录、凭证等；

（四）查封涉嫌实施生物安全违法行为的场所、设施；

（五）扣押涉嫌实施生物安全违法行为的工具、设备以及相关物品；

（六）法律法规规定的其他措施。

有关单位和个人的生物安全违法信息应当依法纳入全国信用信息共享平台。

第三章　防控重大新发突发传染病、动植物疫情

第二十七条　国务院卫生健康、农业农村、林业草原、海关、生态环境主管部门应当建立新发突发传染病、动植物疫情、进出境检疫、生物技术环境安全监测网络，组织监测站点布局、建设，完善监测信息报告系统，开展主动监测和病原检测，并纳入国家生物安全风险监测预警体系。

第二十八条　疾病预防控制机构、动物疫病预防控制机构、植物病虫害预防控制机构（以下统称专业机构）应当对传染病、动植物疫病和列入监测范围的不明原因疾病开展主动监测，收集、分析、报告监测信息，预测新发突发传染病、动植物疫病的发生、流行趋势。

国务院有关部门、县级以上地方人民政府及其有关部门应当根据预测和职责权限及时发布预警，并采取相应的防控措施。

第二十九条　任何单位和个人发现传染病、动植物疫病的，应当及时向医疗机构、有关专业机构或者部门报告。

医疗机构、专业机构及其工作人员发现传染病、动植物疫病或者不明原因的聚集性疾病的，应当及时报告，并采取保护性措施。

依法应当报告的，任何单位和个人不得瞒报、谎报、缓报、漏报，不得授意他人瞒报、谎报、缓报，不得阻碍他人报告。

第三十条　国家建立重大新发突发传染病、动植物疫情联防联控机制。

发生重大新发突发传染病、动植物疫情，应当依照有关法律法规和

应急预案的规定及时采取控制措施；国务院卫生健康、农业农村、林业草原主管部门应当立即组织疫情会商研判，将会商研判结论向中央国家安全领导机构和国务院报告，并通报国家生物安全工作协调机制其他成员单位和国务院其他有关部门。

发生重大新发突发传染病、动植物疫情，地方各级人民政府统一履行本行政区域内疫情防控职责，加强组织领导，开展群防群控、医疗救治，动员和鼓励社会力量依法有序参与疫情防控工作。

第三十一条 国家加强国境、口岸传染病和动植物疫情联合防控能力建设，建立传染病、动植物疫情防控国际合作网络，尽早发现、控制重大新发突发传染病、动植物疫情。

第三十二条 国家保护野生动物，加强动物防疫，防止动物源性传染病传播。

第三十三条 国家加强对抗生素药物等抗微生物药物使用和残留的管理，支持应对微生物耐药的基础研究和科技攻关。

县级以上人民政府卫生健康主管部门应当加强对医疗机构合理用药的指导和监督，采取措施防止抗微生物药物的不合理使用。县级以上人民政府农业农村、林业草原主管部门应当加强对农业生产中合理用药的指导和监督，采取措施防止抗微生物药物的不合理使用，降低在农业生产环境中的残留。

国务院卫生健康、农业农村、林业草原、生态环境等主管部门和药品监督管理部门应当根据职责分工，评估抗微生物药物残留对人体健康、环境的危害，建立抗微生物药物污染物指标评价体系。

第四章　生物技术研究、开发与应用安全

第三十四条 国家加强对生物技术研究、开发与应用活动的安全管理，禁止从事危及公众健康、损害生物资源、破坏生态系统和生物多样性等危害生物安全的生物技术研究、开发与应用活动。

从事生物技术研究、开发与应用活动，应当符合伦理原则。

第三十五条　从事生物技术研究、开发与应用活动的单位应当对本单位生物技术研究、开发与应用的安全负责，采取生物安全风险防控措施，制定生物安全培训、跟踪检查、定期报告等工作制度，强化过程管理。

第三十六条　国家对生物技术研究、开发活动实行分类管理。根据对公众健康、工业农业、生态环境等造成危害的风险程度，将生物技术研究、开发活动分为高风险、中风险、低风险三类。

生物技术研究、开发活动风险分类标准及名录由国务院科学技术、卫生健康、农业农村等主管部门根据职责分工，会同国务院其他有关部门制定、调整并公布。

第三十七条　从事生物技术研究、开发活动，应当遵守国家生物技术研究开发安全管理规范。

从事生物技术研究、开发活动，应当进行风险类别判断，密切关注风险变化，及时采取应对措施。

第三十八条　从事高风险、中风险生物技术研究、开发活动，应当由在我国境内依法成立的法人组织进行，并依法取得批准或者进行备案。

从事高风险、中风险生物技术研究、开发活动，应当进行风险评估，制定风险防控计划和生物安全事件应急预案，降低研究、开发活动实施的风险。

第三十九条　国家对涉及生物安全的重要设备和特殊生物因子实行追溯管理。购买或者引进列入管控清单的重要设备和特殊生物因子，应当进行登记，确保可追溯，并报国务院有关部门备案。

个人不得购买或者持有列入管控清单的重要设备和特殊生物因子。

第四十条　从事生物医学新技术临床研究，应当通过伦理审查，并在具备相应条件的医疗机构内进行；进行人体临床研究操作的，应当由符合相应条件的卫生专业技术人员执行。

第四十一条　国务院有关部门依法对生物技术应用活动进行跟踪评估，发现存在生物安全风险的，应当及时采取有效补救和管控措施。

第五章　病原微生物实验室生物安全

第四十二条　国家加强对病原微生物实验室生物安全的管理，制定统一的实验室生物安全标准。病原微生物实验室应当符合生物安全国家标准和要求。

从事病原微生物实验活动，应当严格遵守有关国家标准和实验室技术规范、操作规程，采取安全防范措施。

第四十三条　国家根据病原微生物的传染性、感染后对人和动物的个体或者群体的危害程度，对病原微生物实行分类管理。

从事高致病性或者疑似高致病性病原微生物样本采集、保藏、运输活动，应当具备相应条件，符合生物安全管理规范。具体办法由国务院卫生健康、农业农村主管部门制定。

第四十四条　设立病原微生物实验室，应当依法取得批准或者进行备案。

个人不得设立病原微生物实验室或者从事病原微生物实验活动。

第四十五条　国家根据对病原微生物的生物安全防护水平，对病原微生物实验室实行分等级管理。

从事病原微生物实验活动应当在相应等级的实验室进行。低等级病原微生物实验室不得从事国家病原微生物目录规定应当在高等级病原微生物实验室进行的病原微生物实验活动。

第四十六条　高等级病原微生物实验室从事高致病性或者疑似高致病性病原微生物实验活动，应当经省级以上人民政府卫生健康或者农业农村主管部门批准，并将实验活动情况向批准部门报告。

对我国尚未发现或者已经宣布消灭的病原微生物，未经批准不得从事相关实验活动。

第四十七条　病原微生物实验室应当采取措施，加强对实验动物的管理，防止实验动物逃逸，对使用后的实验动物按照国家规定进行无害化处理，实现实验动物可追溯。禁止将使用后的实验动物流入市场。

病原微生物实验室应当加强对实验活动废弃物的管理，依法对废水、废气以及其他废弃物进行处置，采取措施防止污染。

第四十八条 病原微生物实验室的设立单位负责实验室的生物安全管理，制定科学、严格的管理制度，定期对有关生物安全规定的落实情况进行检查，对实验室设施、设备、材料等进行检查、维护和更新，确保其符合国家标准。

病原微生物实验室设立单位的法定代表人和实验室负责人对实验室的生物安全负责。

第四十九条 病原微生物实验室的设立单位应当建立和完善安全保卫制度，采取安全保卫措施，保障实验室及其病原微生物的安全。

国家加强对高等级病原微生物实验室的安全保卫。高等级病原微生物实验室应当接受公安机关等部门有关实验室安全保卫工作的监督指导，严防高致病性病原微生物泄漏、丢失和被盗、被抢。

国家建立高等级病原微生物实验室人员进入审核制度。进入高等级病原微生物实验室的人员应当经实验室负责人批准。对可能影响实验室生物安全的，不予批准；对批准进入的，应当采取安全保障措施。

第五十条 病原微生物实验室的设立单位应当制定生物安全事件应急预案，定期组织开展人员培训和应急演练。发生高致病性病原微生物泄漏、丢失和被盗、被抢或者其他生物安全风险的，应当按照应急预案的规定及时采取控制措施，并按照国家规定报告。

第五十一条 病原微生物实验室所在地省级人民政府及其卫生健康主管部门应当加强实验室所在地感染性疾病医疗资源配置，提高感染性疾病医疗救治能力。

第五十二条 企业对涉及病原微生物操作的生产车间的生物安全管理，依照有关病原微生物实验室的规定和其他生物安全管理规范进行。

涉及生物毒素、植物有害生物及其他生物因子操作的生物安全实验室的建设和管理，参照有关病原微生物实验室的规定执行。

第六章　人类遗传资源与生物资源安全

第五十三条　国家加强对我国人类遗传资源和生物资源采集、保藏、利用、对外提供等活动的管理和监督，保障人类遗传资源和生物资源安全。

国家对我国人类遗传资源和生物资源享有主权。

第五十四条　国家开展人类遗传资源和生物资源调查。

国务院科学技术主管部门组织开展我国人类遗传资源调查，制定重要遗传家系和特定地区人类遗传资源申报登记办法。

国务院科学技术、自然资源、生态环境、卫生健康、农业农村、林业草原、中医药主管部门根据职责分工，组织开展生物资源调查，制定重要生物资源申报登记办法。

第五十五条　采集、保藏、利用、对外提供我国人类遗传资源，应当符合伦理原则，不得危害公众健康、国家安全和社会公共利益。

第五十六条　从事下列活动，应当经国务院科学技术主管部门批准：

（一）采集我国重要遗传家系、特定地区人类遗传资源或者采集国务院科学技术主管部门规定的种类、数量的人类遗传资源；

（二）保藏我国人类遗传资源；

（三）利用我国人类遗传资源开展国际科学研究合作；

（四）将我国人类遗传资源材料运送、邮寄、携带出境。

前款规定不包括以临床诊疗、采供血服务、查处违法犯罪、兴奋剂检测和殡葬等为目的采集、保藏人类遗传资源及开展的相关活动。

为了取得相关药品和医疗器械在我国上市许可，在临床试验机构利用我国人类遗传资源开展国际合作临床试验、不涉及人类遗传资源出境的，不需要批准；但是，在开展临床试验前应当将拟使用的人类遗传资源种类、数量及用途向国务院科学技术主管部门备案。

境外组织、个人及其设立或者实际控制的机构不得在我国境内采集、保藏我国人类遗传资源，不得向境外提供我国人类遗传资源。

第五十七条　将我国人类遗传资源信息向境外组织、个人及其设立或者实际控制的机构提供或者开放使用的，应当向国务院科学技术主管部门事先报告并提交信息备份。

第五十八条　采集、保藏、利用、运输出境我国珍贵、濒危、特有物种及其可用于再生或者繁殖传代的个体、器官、组织、细胞、基因等遗传资源，应当遵守有关法律法规。

境外组织、个人及其设立或者实际控制的机构获取和利用我国生物资源，应当依法取得批准。

第五十九条　利用我国生物资源开展国际科学研究合作，应当依法取得批准。

利用我国人类遗传资源和生物资源开展国际科学研究合作，应当保证中方单位及其研究人员全过程、实质性地参与研究，依法分享相关权益。

第六十条　国家加强对外来物种入侵的防范和应对，保护生物多样性。国务院农业农村主管部门会同国务院其他有关部门制定外来入侵物种名录和管理办法。

国务院有关部门根据职责分工，加强对外来入侵物种的调查、监测、预警、控制、评估、清除以及生态修复等工作。

任何单位和个人未经批准，不得擅自引进、释放或者丢弃外来物种。

第七章　防范生物恐怖与生物武器威胁

第六十一条　国家采取一切必要措施防范生物恐怖与生物武器威胁。

禁止开发、制造或者以其他方式获取、储存、持有和使用生物武器。

禁止以任何方式唆使、资助、协助他人开发、制造或者以其他方式获取生物武器。

第六十二条　国务院有关部门制定、修改、公布可被用于生物恐怖活动、制造生物武器的生物体、生物毒素、设备或者技术清单，加强监管，防止其被用于制造生物武器或者恐怖目的。

第六十三条　国务院有关部门和有关军事机关根据职责分工，加强对可被用于生物恐怖活动、制造生物武器的生物体、生物毒素、设备或者技术进出境、进出口、获取、制造、转移和投放等活动的监测、调查，采取必要的防范和处置措施。

第六十四条　国务院有关部门、省级人民政府及其有关部门负责组织遭受生物恐怖袭击、生物武器攻击后的人员救治与安置、环境消毒、生态修复、安全监测和社会秩序恢复等工作。

国务院有关部门、省级人民政府及其有关部门应当有效引导社会舆论科学、准确报道生物恐怖袭击和生物武器攻击事件，及时发布疏散、转移和紧急避难等信息，对应急处置与恢复过程中遭受污染的区域和人员进行长期环境监测和健康监测。

第六十五条　国家组织开展对我国境内战争遗留生物武器及其危害结果、潜在影响的调查。

国家组织建设存放和处理战争遗留生物武器设施，保障对战争遗留生物武器的安全处置。

第八章　生物安全能力建设

第六十六条　国家制定生物安全事业发展规划，加强生物安全能力建设，提高应对生物安全事件的能力和水平。

县级以上人民政府应当支持生物安全事业发展，按照事权划分，将支持下列生物安全事业发展的相关支出列入政府预算：

（一）监测网络的构建和运行；

（二）应急处置和防控物资的储备；

（三）关键基础设施的建设和运行；

（四）关键技术和产品的研究、开发；

（五）人类遗传资源和生物资源的调查、保藏；

（六）法律法规规定的其他重要生物安全事业。

第六十七条　国家采取措施支持生物安全科技研究，加强生物安全风险防御与管控技术研究，整合优势力量和资源，建立多学科、多部门协同创新的联合攻关机制，推动生物安全核心关键技术和重大防御产品的成果产出与转化应用，提高生物安全的科技保障能力。

第六十八条 国家统筹布局全国生物安全基础设施建设。国务院有关部门根据职责分工，加快建设生物信息、人类遗传资源保藏、菌（毒）种保藏、动植物遗传资源保藏、高等级病原微生物实验室等方面的生物安全国家战略资源平台，建立共享利用机制，为生物安全科技创新提供战略保障和支撑。

第六十九条 国务院有关部门根据职责分工，加强生物基础科学研究人才和生物领域专业技术人才培养，推动生物基础科学学科建设和科学研究。

国家生物安全基础设施重要岗位的从业人员应当具备符合要求的资格，相关信息应当向国务院有关部门备案，并接受岗位培训。

第七十条 国家加强重大新发突发传染病、动植物疫情等生物安全风险防控的物资储备。

国家加强生物安全应急药品、装备等物资的研究、开发和技术储备。国务院有关部门根据职责分工，落实生物安全应急药品、装备等物资研究、开发和技术储备的相关措施。

国务院有关部门和县级以上地方人民政府及其有关部门应当保障生物安全事件应急处置所需的医疗救护设备、救治药品、医疗器械等物资的生产、供应和调配；交通运输主管部门应当及时组织协调运输经营单位优先运送。

第七十一条 国家对从事高致病性病原微生物实验活动、生物安全事件现场处置等高风险生物安全工作的人员，提供有效的防护措施和医疗保障。

第九章 法律责任

第七十二条 违反本法规定，履行生物安全管理职责的工作人员在生物安全工作中滥用职权、玩忽职守、徇私舞弊或者有其他违法行为的，依法给予处分。

第七十三条 违反本法规定,医疗机构、专业机构或者其工作人员瞒报、谎报、缓报、漏报,授意他人瞒报、谎报、缓报,或者阻碍他人报告传染病、动植物疫病或者不明原因的聚集性疾病的,由县级以上人民政府有关部门责令改正,给予警告;对法定代表人、主要负责人、直接负责的主管人员和其他直接责任人员,依法给予处分,并可以依法暂停一定期限的执业活动直至吊销相关执业证书。

违反本法规定,编造、散布虚假的生物安全信息,构成违反治安管理行为的,由公安机关依法给予治安管理处罚。

第七十四条 违反本法规定,从事国家禁止的生物技术研究、开发与应用活动的,由县级以上人民政府卫生健康、科学技术、农业农村主管部门根据职责分工,责令停止违法行为,没收违法所得、技术资料和用于违法行为的工具、设备、原材料等物品,处一百万元以上一千万元以下的罚款,违法所得在一百万元以上的,处违法所得十倍以上二十倍以下的罚款,并可以依法禁止一定期限内从事相应的生物技术研究、开发与应用活动,吊销相关许可证件;对法定代表人、主要负责人、直接负责的主管人员和其他直接责任人员,依法给予处分,处十万元以上二十万元以下的罚款,十年直至终身禁止从事相应的生物技术研究、开发与应用活动,依法吊销相关执业证书。

第七十五条 违反本法规定,从事生物技术研究、开发活动未遵守国家生物技术研究开发安全管理规范的,由县级以上人民政府有关部门根据职责分工,责令改正,给予警告,可以并处二万元以上二十万元以下的罚款;拒不改正或者造成严重后果的,责令停止研究、开发活动,并处二十万元以上二百万元以下的罚款。

第七十六条 违反本法规定,从事病原微生物实验活动未在相应等级的实验室进行,或者高等级病原微生物实验室未经批准从事高致病性、疑似高致病性病原微生物实验活动的,由县级以上地方人民政府卫生健康、农业农村主管部门根据职责分工,责令停止违法行为,监督其将用于实验活动的病原微生物销毁或者送交保藏机构,给予警告;造成传染病传播、流行或者其他严重后果的，对法定代表人、主要负责人、直接负责的主管人员和其他直接责任人员依法给予撤职、开除处分。

第七十七条 违反本法规定，将使用后的实验动物流入市场的，由县级以上人民政府科学技术主管部门责令改正，没收违法所得，并处二十万元以上一百万元以下的罚款，违法所得在二十万元以上的，并处违法所得五倍以上十倍以下的罚款；情节严重的，由发证部门吊销相关许可证件。

第七十八条 违反本法规定，有下列行为之一的，由县级以上人民政府有关部门根据职责分工，责令改正，没收违法所得，给予警告，可以并处十万元以上一百万元以下的罚款：

（一）购买或者引进列入管控清单的重要设备、特殊生物因子未进行登记，或者未报国务院有关部门备案；

（二）个人购买或者持有列入管控清单的重要设备或者特殊生物因子；

（三）个人设立病原微生物实验室或者从事病原微生物实验活动；

（四）未经实验室负责人批准进入高等级病原微生物实验室。

第七十九条 违反本法规定，未经批准，采集、保藏我国人类遗传资源或者利用我国人类遗传资源开展国际科学研究合作的，由国务院科学技术主管部门责令停止违法行为，没收违法所得和违法采集、保藏的人类遗传资源，并处五十万元以上五百万元以下的罚款，违法所得在一百万元以上的，并处违法所得五倍以上十倍以下的罚款；情节严重的，对法定代表人、主要负责人、直接负责的主管人员和其他直接责任人员，依法给予处分，五年内禁止从事相应活动。

第八十条 违反本法规定，境外组织、个人及其设立或者实际控制的机构在我国境内采集、保藏我国人类遗传资源，或者向境外提供我国人类遗传资源的，由国务院科学技术主管部门责令停止违法行为，没收违法所得和违法采集、保藏的人类遗传资源，并处一百万元以上一千万元以下的罚款；违法所得在一百万元以上的，并处违法所得十倍以上二十倍以下的罚款。

第八十一条 违反本法规定，未经批准，擅自引进外来物种的，由县级以上人民政府有关部门根据职责分工，没收引进的外来物种，并处五万元以上二十五万元以下的罚款。

违反本法规定，未经批准，擅自释放或者丢弃外来物种的，由县级以上人民政府有关部门根据职责分工，责令限期捕回、找回释放或者丢弃的外来物种，处一万元以上五万元以下的罚款。

第八十二条　违反本法规定，构成犯罪的，依法追究刑事责任；造成人身、财产或者其他损害的，依法承担民事责任。

第八十三条　违反本法规定的生物安全违法行为，本法未规定法律责任，其他有关法律、行政法规有规定的，依照其规定。

第八十四条　境外组织或者个人通过运输、邮寄、携带危险生物因子入境或者以其他方式危害我国生物安全的，依法追究法律责任，并可以采取其他必要措施。

第十章　附　则

第八十五条　本法下列术语的含义：

（一）生物因子，是指动物、植物、微生物、生物毒素及其他生物活性物质。

（二）重大新发突发传染病，是指我国境内首次出现或者已经宣布消灭再次发生，或者突然发生，造成或者可能造成公众健康和生命安全严重损害，引起社会恐慌，影响社会稳定的传染病。

（三）重大新发突发动物疫情，是指我国境内首次发生或者已经宣布消灭的动物疫病再次发生，或者发病率、死亡率较高的潜伏动物疫病突然发生并迅速传播，给养殖业生产安全造成严重威胁、危害，以及可能对公众健康和生命安全造成危害的情形。

（四）重大新发突发植物疫情，是指我国境内首次发生或者已经宣布消灭的严重危害植物的真菌、细菌、病毒、昆虫、线虫、杂草、害鼠、软体动物等再次引发病虫害，或者本地有害生物突然大范围发生并迅速传播，对农作物、林木等植物造成严重危害的情形。

（五）生物技术研究、开发与应用，是指通过科学和工程原理认识、改造、合成、利用生物而从事的科学研究、技术开发与应用等活动。

（六）病原微生物，是指可以侵犯人、动物引起感染甚至传染病的微生物，包括病毒、细菌、真菌、立克次体、寄生虫等。

（七）植物有害生物，是指能够对农作物、林木等植物造成危害的真菌、细菌、病毒、昆虫、线虫、杂草、害鼠、软体动物等生物。

（八）人类遗传资源，包括人类遗传资源材料和人类遗传资源信息。人类遗传资源材料是指含有人体基因组、基因等遗传物质的器官、组织、细胞等遗传材料。人类遗传资源信息是指利用人类遗传资源材料产生的数据等信息资料。

（九）微生物耐药，是指微生物对抗微生物药物产生抗性，导致抗微生物药物不能有效控制微生物的感染。

（十）生物武器，是指类型和数量不属于预防、保护或者其他和平用途所正当需要的、任何来源或者任何方法产生的微生物剂、其他生物剂以及生物毒素；也包括为将上述生物剂、生物毒素使用于敌对目的或者武装冲突而设计的武器、设备或者运载工具。

（十一）生物恐怖，是指故意使用致病性微生物、生物毒素等实施袭击，损害人类或者动植物健康，引起社会恐慌，企图达到特定政治目的的行为。

第八十六条　生物安全信息属于国家秘密的，应当依照《中华人民共和国保守国家秘密法》和国家其他有关保密规定实施保密管理。

第八十七条　中国人民解放军、中国人民武装警察部队的生物安全活动，由中央军事委员会依照本法规定的原则另行规定。

第八十八条　本法自 2021 年 4 月 15 日起施行。

主要参考文献

《习近平谈治国理政》第一卷，外文出版社 2018 年版。

《习近平谈治国理政》第二卷，外文出版社 2017 年版。

《习近平谈治国理政》第三卷，外文出版社 2020 年版。

中共中央文献研究室编：《十八大以来重要文献选编》（上），中央文献出版社 2014 年版。

中共中央文献研究室编：《十八大以来重要文献选编》（中），中央文献出版社 2016 年版。

中共中央党史和文献研究室编：《十八大以来重要文献选编》（下），中央文献出版社 2018 年版。

中华人民共和国国务院新闻办公室：《抗击新冠肺炎疫情的中国行动》，人民出版社 2020 年版。

习近平：《在中央政治局常委会会议研究应对新型冠状病毒肺炎疫情工作时的讲话》，《求是》2020 年第 4 期。

习近平：《全面提高依法防控依法治理能力　健全国家公共卫生应急管理体系》，《求是》2020 年第 5 期。

习近平：《在湖北省考察新冠肺炎疫情防控工作时的讲话》，《求是》2020 年第 7 期。

《武汉会战：人类抗击疫病的一场史无前例超级行动》，《中国新闻周刊》2020 年第 5 期。

《习近平在十九届中央国家安全委员会第一次会议上强调　全面贯

彻落实总体国家安全观　开创新时代国家安全工作新局面》,《人民日报》2018 年 4 月 18 日。

习近平:《在庆祝改革开放 40 周年大会上的讲话》,《人民日报》2018 年 12 月 19 日。

习近平:《在统筹推进新冠肺炎疫情防控和经济社会发展工作部署会议上的讲话》,《人民日报》2020 年 2 月 24 日。

《中国发布新冠肺炎疫情信息、推进疫情防控国际合作纪事》,《人民日报》2020 年 4 月 7 日。

《中国－世界卫生组织新型冠状病毒肺炎（COVID-19）联合考察报告》,国家卫健委网站 2020 年 2 月 29 日。

后 记

汹涌而来、持续发威的新冠肺炎疫情已经成为 21 世纪为害人类最广泛、影响最深远的灾难。不仅如此，疫情还昭示着未来公共卫生领域给人类带来的威胁挑战不会少。研究应对此类威胁挑战的必要性和迫切性从来没有现在这样迫切。

中国国家大，灾害多、受灾重，也有着丰富的与灾难作斗争的经验和智慧。为了实现中华民族伟大复兴的中国梦，为了推动构建人类命运共同体的崇高理想，我们尤其需要以高水平的大国应急体系来支撑发展。

为此，本书以探讨构建高水平的风险治理体系为旨趣，以总结新冠肺炎疫情等重大突发公共卫生事件应对的经验教训为基础，系统阐释了如何在重大风险与危机的发生、发展、演化全过程中，在政治领导力带动下，系统采取战术性、战役性、战略性治理措施有效应对突发事件的挑战。

本书所阐述的风险治理体系包含了中国特色的应急理念、应急制度与应急行动。在理念层面，坚持以人民为中心的发展思想，坚持以习近平同志总体国家安全观和相关重要论述为指导，广泛吸收现代应急管理理念和中国古代危机管理智慧，提出了一系列风险治理指导思想和行动准则；在制度层面，基于当前我国应急法制、体制、机制现实，着眼于构建大国应急制度体系，提出了一整套围绕风险治理过程的制度建设思路；在行动层面，基于我国的大国巨灾应对实践经验，着眼于提升领导与管理团队的应急能力，提出了一系列提升行动效能的建议。

上述意见的提出首先要归功于这个时代，既提出了尖锐的课题也提供了生动的素材；还要归功于中央党校（国家行政学院）提供的重要工作平台。

2003年非典疫情之后，国家建立综合应急管理体系。与之相适应，原国家行政学院开始筹建国家应急管理人员培训基地。笔者在基地筹建期间担任中英、中美、中欧等重大应急管理国际合作项目协调人，有机会了解到美、英、德、法等典型国家的应急管理体系；此后在实地研究舟曲特大山洪泥石流、芦山强烈地震等突发事件应对过程中，深入了解了我国突发事件应对的优势与不足；在参与国家应急管理体系和能力建设的教研与咨询工作中，不断深化了对完善国家应急管理体系的认识。

此次新冠肺炎疫情直接推动了本书的完成。在过去的几个月时间里，笔者除了跟广大国人一样，每天关注事态发展，为疫情肆虐而担忧、为防控成效而欣慰，也积极投入到危机应对实践的学习研究中。在国家卫生健康委疫情防控专家组、应急办、体改司等参加的一系列专题讨论、文稿写作加深了对国家疫情处置思路的认识；与应急管理实践部门和学界同人的广泛交流收获了许多思想火花；过程中撰写咨询报告、论文和备课授课则促使有关思考不断系统化和深化。因此，在相当意义上，本书的完成是党领导人民伟大抗疫斗争激励的结果，是各有关机构和专家大力支持和启发的结果。出版社编审团队则给了笔者以直接的督促和鼓励。

本书系中共中央党校（国家行政学院）专项课题"新时代中国特色应急管理模式研究"成果。

　　笔者在此感谢所有相关机构和人员，也感谢本书所有引文作者。当然，书中的不足乃至谬误的责任则由笔者本人承担。文中任何不当之处，也请方家不吝赐教。

李雪峰

2020 年 5 月于北京